臨床調理

小林ゆき子　市川菜々　編

第8版

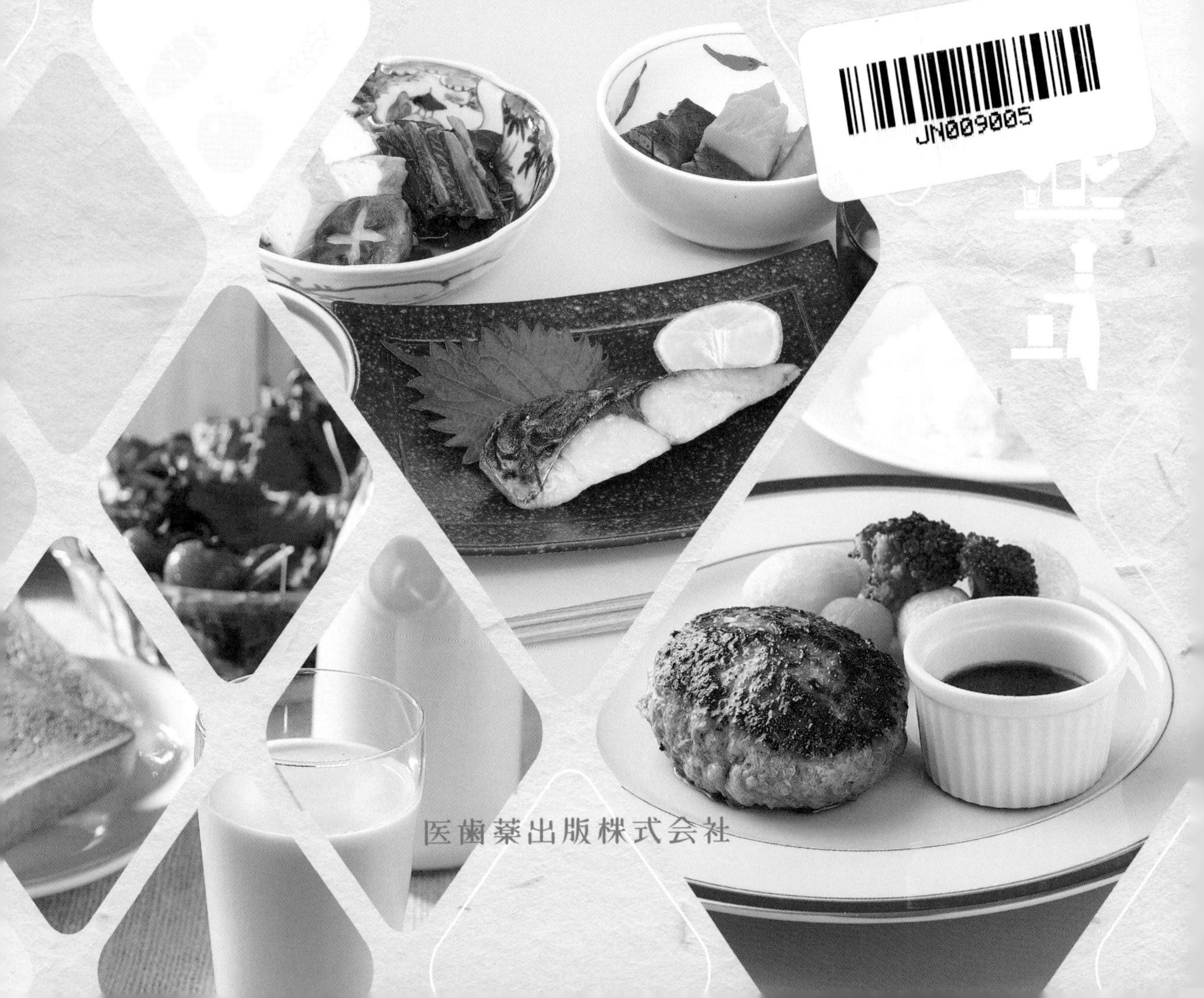

医歯薬出版株式会社

執筆者一覧（順不同）

■編　集

小林《こばやし》ゆき子《こ》　京都府立大学大学院生命環境科学研究科　講師

市川《いちかわ》　菜々《なな》　武田病院グループ　栄養科科長代理

■執　筆

小林《こばやし》ゆき子《こ》　京都府立大学大学院生命環境科学研究科　講師

市川《いちかわ》　菜々《なな》　武田病院グループ　栄養科科長代理

玉川《たまがわ》　和子《かずこ》　京都文教短期大学　名誉教授

口羽《くちば》　章子《のりこ》　京都女子大学　名誉教授

真部《まなべ》真里子《まりこ》　同志社女子大学生活科学部食物栄養科学科　教授

This book is originally published in Japanese
under the title of :

Rinsho Chori
(Clinical Cooking)

Editors :

Kobayashi, Yukiko
Ph.D., Registered Dietitian
Associate professor, Kyoto Prefectural University

Ichikawa, Nana
Registered Dietitian
Deputy section manager of Nutrition Management Division, Takeda Hospital Group

ISHIYAKU PUBLISHERS, INC.
7-10, Honkomagome 1 chome, Bunkyo-ku,
Tokyo 113-8612, Japan

第８版の序

『臨床調理』は，1998年に初版が発刊されてから版を重ね，四半世紀にわたって続くロングセラーの専門書籍です．本書では，疾病の改善や重症化予防を目的に，疾病の種類や症状に合わせて，エネルギー量や特定の栄養素量の増減，摂食嚥下機能に対応する具体的な調理技能や考え方などを解説しています．さらに，食の喜びを味わえる食事を目標に，適切な食事計画の考え方や手法，時代に即した最新情報について丁寧に更新を重ねて提示していることも特徴です．発刊当初は，実務につく管理栄養士・栄養士の方々に治療食や疾病予防を目指すための基本的指針として活用いただくことを願って執筆され，現在では特に初任者にとってバイブル的な存在であり，さらに近年では，管理栄養士・栄養士養成のテキストとしても数多く採用いただいています．

初版から長年本書の執筆・編集にご尽力くださいました玉川和子先生，口羽章子先生よりバトンを引き継ぎ，この第８版からは市川と小林で本書編集を担当させていただくこととなりました．先生方が，後進育成のために情熱をもって取り組まれた本書の理念やこころざしは，初版からと一切変わりなく今後も大切に引き継いでいく所存です．

第８版では，上述の考え方のもと，目次や概要についてこれまでの内容をすべて踏襲しています．そのうえで各種診療ガイドラインなどを最新情報へ更新し，また日本人の食事摂取基準（2020年版）や日本食品標準成分表2020年版（八訂）に準拠し，すべての数値を見直しています．そして，「臨床調理の基本」の章の総論部分や，「臨床調理の実際」の章の「7．その他の栄養素と調理」の節では新しい情報を織り込んで再構築し，本文および図表を刷新しました．また，全体のビジュアルを新たにし，これまで以上にわかりやすくなるよう仕上げています．

今後も，本書が管理栄養士・栄養士を目指す方々にとって，現場で実務につく方々にとって，お役に立つことができれば，望外の喜びであります．

最後に，本書出版にあたり終始ご協力いただきました医歯薬出版編集部のみなさまに心から感謝申し上げます．

2023年２月

編者　市川 菜々　小林 ゆき子

初版の序

今日，臨床栄養学関連の研究が進展し，人の健康と食との間に強い相関関係のあることが認められている．とくに疾病発症のメカニズムが解明されるにつれ，人の長いスパーンの食生活のありようが疾病の危険因子となりうることを，われわれは知るところとなった．

このことは人が健康的に老いるためのQuality of Life実現のために，または疾病をもっている場合であっても，食生活のあり方が人にとっていかに重要であるかを物語っている．

食生活は通常，食事計画，食品の選択，調理操作，食卓構成などの一連の工程を含む技術としてとらえられているが，それらは，人間の五感のすべての知覚との関わりによってはじめて好みにあったおいしい食べ物としての価値が生ずるものである．この一連の技術を科学的，文化的に追究する総合科学が広義の調理学の対象であることはすでに知られているところである．

一方，臨床栄養の管理は，栄養成分別管理方式であろうと疾病別管理方式であろうと，栄養成分の量の増減や質の交換によって，食事計画やマニュアルがつくられている．

本書は，栄養成分の増減について，各栄養成分別にコントロールする方法を具体的に示し，さらに減塩食，軟菜食，摂食障害時の食事についても，その基本を調理学の視点に立って編集した．また，食事計画の手順を各コントロール食別に解説し，さらに基本献立から各コントロール食への展開の方法を示すことにより，その特徴を理解しやすくするように努めた．

食事計画は，栄養を食品に転換し，献立・調理というように一連の工程から成り立っている．本書ではこの工程のなかから各コントロール食の特徴をよく理解し，その上に立って，献立・調理を取り上げるようにしたものである．ややもすると治療食を栄養成分の増減にまかせがちになることから，この領域に重点を置くことにした．

臨床調理は栄養・食品・調理形態や調味に制約があるので，一般の調理とは異なる特有の調理の理論があり，科学があるはずである．このことを十分に理解しなければおいしく食べることができないし，治療効果も上げることができない．食べる人の立場に立った治療食のノウハウを示したつもりである．

このような視点に立って臨床時の食事の考え方を「臨床調理」と命名し，私どもは本書を構成することにした．

計画から今日まで相当の月日を要したが，発刊の運びに至ってもまだ目的の入り口という感は免れない．どうか諸先輩，皆様方の率直なご指摘やご批判をお願いいたしたく，切に望むしだいである．

おわりに，本書出版の機会を与えてくださった医歯薬出版株式会社および編集部の皆様に深甚の謝意を表したい．

1997年12月

筆者一同

目　次 CONTENTS

臨床調理の基本

1 臨床における栄養管理の考え方

患者の栄養状態の改善はなぜ必要なのか？

患者は原疾患の治療を必要としている状態であるが，低栄養や過栄養のリスクの存在は原疾患の悪化につながるため，よりよい栄養状態をめざす必要がある．たとえば**図1**に示すように，栄養状態の悪化は免疫能の低下を招き，原疾患の悪化につながり，どんな病気も治りにくくなる．さらに活動量が低下するために食欲が低下し，摂取栄養量が低下することでさらに栄養状態は悪化するという悪循環に陥る．このループを断ち切るためには強制栄養が必要である．それ以前に栄養リスクを早く見つけ出すこと，そして患者に適した栄養補給を早急に実施することが疾病の治療や重症化予防に有用である．

臨床における栄養管理とは

栄養管理とは，すべての人を対象に栄養状態を評価・判断して，その状態に適した栄養介入を行うことにより食生活の実践を支援することである．適切な栄養管理は，健康の維持・増進や疾病の予防と治療のみならず，疾病の重症化や介護を予防するといった人々のQOLを

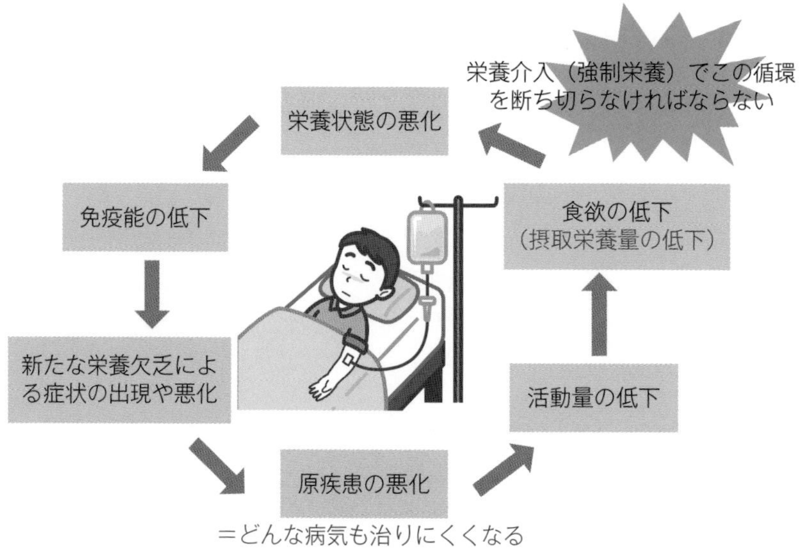

図1　栄養状態が悪いとなぜよくないのか

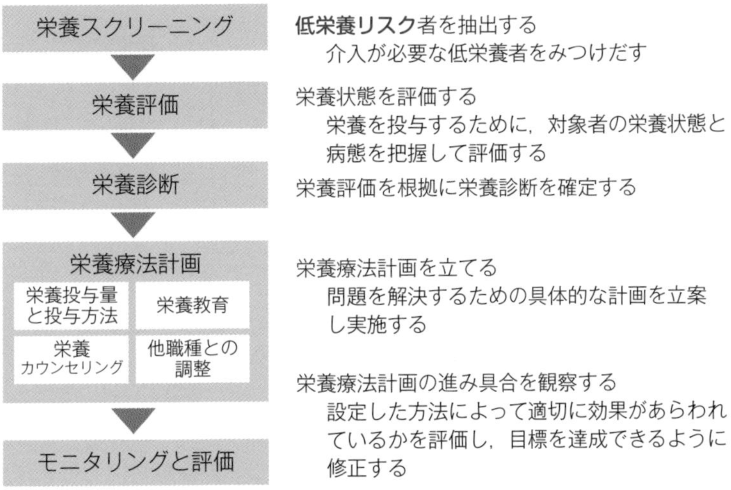

図 2　栄養管理プロセス
いかに栄養状態を良好に保てるかが勝負

向上させることが可能である．栄養管理は「栄養管理プロセス」という手順に基づいて実施される．**図 2** に示した臨床における栄養管理プロセスでは，栄養状態の悪い患者がいないかどうかを選別し（栄養スクリーニング），患者の病態や栄養状態を身体計測，食事摂取量，臨床検査や臨床診査を経て総合的に評価し栄養療法のゴールを決めていく（栄養評価・栄養診断）．このゴールを達成するために必要な栄養量を設定し，その栄養量を投与する方法，食品構成や献立を決定し，同時に患者への指導内容や時期などを決めて計画を立てていく（栄養介入）．そして計画を実行して経過をモニタリングし，軌道修正を重ねてゴールに向かう（モニタリング・評価）．

患者に適した栄養補給法とは

患者の栄養療法のゴール達成のために，適切な栄養補給法の選択は大切な要素の1つである．栄養補給の方法は，**図 3** に示すように，食事による**経口栄養法**，消化管にチューブなどで直接栄養剤を送り込む**経管栄養法**と静脈に直接栄養素を挿入する**静脈栄養法**があり，これらが単独または併用で行われる．消化管機能に問題がない場合に行われる経口的な食事療法は，免疫機能の改善，消化管刺激ホルモンの分泌促進や腸内細菌の生理的作用など，消化吸収機能の維持においてほかの栄養補給法に比べてはるかにすぐれている．また，経口的に食事をすることは患者の楽しみや生活の変化，生きる希望をもたせるためには有効な方法である．

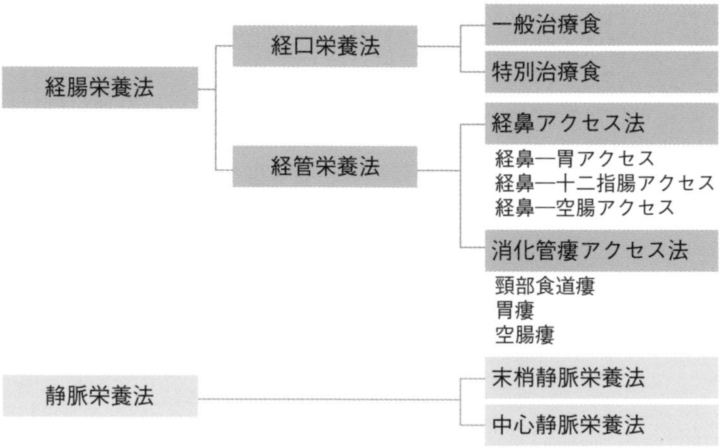

図 3　栄養療法における栄養補給法の分類

表 1　治療食の種類

一般治療食
常食：成人食，学齢児食，幼児食，離乳食，調乳 軟食：全粥食，七分粥食，五分粥食，三分粥食 流動食：消化管術後食，濃厚流動食 その他：介護食（ミキサー食，きざみ食など）
特別治療食
病態別治療食 腎臓食，肝臓食，糖尿食，胃潰瘍食，貧血食，膵臓食，易消化食，痛風食，脂質異常食，無菌食，代謝異常食（フェニルケトン尿症など），小児食物アレルギー食，検査食（低残渣検査食など），その他 栄養成分別治療食 エネルギーコントロール食，たんぱく質コントロール食，脂質コントロール食，食塩コントロール食

病院に入院した患者に提供される治療食は，**表 1** に示すように，形態的分類の一般治療食と病態的分類の特別治療食に分けられる．一般治療食は，消化器系疾患の状態や術後回復の時期，咀嚼・嚥下機能の状態などによって常食，軟食，流動食，介護食など食事の形態別に分類されている．特別治療食は，疾病などによって栄養成分管理が必要な食事であり，栄養成分別と病態別の分類がある．いずれの方法でも特定の栄養成分を増減して献立は作成されている．たとえば，腎疾患ではエネルギーを確保しながらたんぱく質と食塩の摂取を減らすことが基本であり，糖尿病では設定された栄養量を日々維持して血糖値の乱高下を防ぐことで合併症を予防することができる．さらに，食形態と栄養成分のコントロールが重複して必要となる場合もある．これらを念頭に，栄養成分の摂取をどのように食品摂取パターンに変換していくかが食事管理の手法である．

2 臨床調理がめざすもの

臨床における食事計画は，通常の食事とは異なり，疾病の回復を促進するためにある．したがって，特定の栄養成分の増減，形態の変更，量的な制限や食事回数，調味の制約など通常の調理操作を変化させることが多く，食味を低下させない工夫が必要となってくる．さらに今日の豊かな食生活を享受している日本人にとっては，疾病による精神的・肉体的苦痛に加えて食事までもが治療上の制約を受けるので，いっそう食欲を低下させることとなり，満足感が得られない場合が多い．

本書は，種々の制約があっても，できるかぎり食事による満足感を得られるように，食品の選択のあり方，調理法などに科学的観点を加えて工夫し，調和のとれた食事計画を達成することを目的とした構成となっている．たとえば，減塩食調理では通常の味つけはできない．治療上決められた食塩量を厳守しながら，人が感じる味の基本的な生理をふまえ，調理法との接点をさぐることによりできるだけ食味を落とさない工夫を加えている．

傷病者の食事計画，すなわち治療食計画の具体的な流れとしては，① 給与栄養目標量の設定，② 食品群別荷重平均栄養成分値による食品構成表の作成，③ 献立作成，④ 調理 と表すことができる．①から④への展開イメージを**図 4** に示す．①から②への作業についてはすでに適切に実施されているが，②から③，あるいは③から④については技能的な面が大きいと考え，この領域を中心に“臨床調理”と名づけ，実際に活用しやすい資料や調理のポイントを示すこととした．本書の内容が実践的な治療効果の向上に役立つのではないかと考えている．

また，患者や家族に対する栄養指導においても，食事療法の考え方を栄養成分の過不足だけで示すのではなく，実践のためには具体的な資料や食品の選択方法，調理のポイントを示す必要があり，臨床調理の考え方が指導の指針としても重要であると考える．

① 給与栄養目標量の設定

エネルギー	2,000 kcal
たんぱく質	50～100 g
脂質	45～55 g
炭水化物	250～350 g
カルシウム	600 mg
食塩相当量	8 g 未満
⋮	

② 食品構成表の作成

	食品群	摂取量 (g)
1	穀類（計）	470
	（ごはん）	350
	（パン）	120
2	いも類	60
3	豆類	60
4	種実類	5
5	野菜類（計）	400
	（緑黄色野菜）	140
	（その他の野菜）	260
⋮		

③ 献立作成

朝食	食パン	2 枚弱
	ゆで卵	1 個
	サラダ	1 杯
昼食	ごはん	175 g
	みそ汁	1 杯
	焼き魚	1 切
⋮		

④ 調理

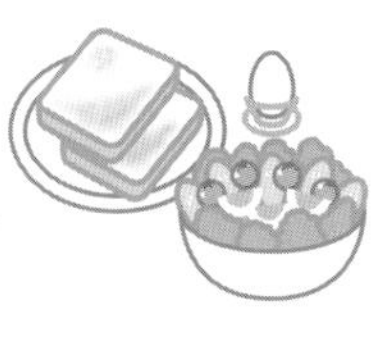

図 4　給与栄養目標量から食品構成，献立，調理への展開イメージ

3 臨床調理の考え方

調理法とは食品を食べやすくすることであり，人はこの技術を体験的に長い歴史のなかで学習し伝承してきた．調理により食品素材の味，におい，テクスチャー，色などが変化し嗜好性が向上するとともに，食卓の構成やその盛りつけなどでおいしく食べるための要件を整えることができる．したがって，食事を摂ることによって，単に栄養を充足させるだけでなく，生活の質そのものを維持・向上させることができる．

臨床調理において，この基本的な役割を充たす要件は同じであるが，優先的に考えなくてはならないのは，**疾病の回復や重症化予防に役立つ調理法**でなければならない点である．**特定の栄養成分の増減**のために，食品の選択，食品の組み合わせ，調理操作，調味の仕方や調味料の配合割合など，通常とは異なる調理を必要とされることが少なくない．それは往々にして**嗜好性や食味の低下**を引き起こすことがある．その**低下を最小限に抑える**ため，臨床調理を学ぶにあたっては，**おいしさがいかに形成され，どのような要因によって左右されるかを理解する**必要がある．この節では「おいしさ」と食行動に関する基本知識をまとめており，次節からの具体的な臨床調理の技能とあわせて理解を深めてほしい．

最近は，特定の栄養成分を増減した食品が流通している．これらの食品は食品表示法の食品表示基準（消費者庁）により，栄養素の増減が強調表示されている（栄養強調表示）．また，疾病の予防，治療，コントロールのために特定の目的をもってつくられた加工食品もある（保健機能食品・特別用途食品）．これらの使用にあたっては，栄養成分の配合，消化吸収能力，味，調理性などの特性をよく理解して，献立に取り入れることが大切である（p.138，コラム参照）．

おいしさの基本条件

食べ物の「おいしさ」とは，日本産業規格，いわゆるJIS規格において，「食品を摂取したとき，快い感覚を引き起こす性質」と定義されている．食べる人が，自身の食嗜好に照らし合わせて，その食べ物が快いかどうかを評価することになる．人の食嗜好は，生得的な共通したものから，歳を重ねるにつれ日常生活での経験を加味したものへと変化していくが，いったんこの後天的な嗜好が形成されると，たやすく変わるものではない．それにもかかわらず，日常的な食事でのおいしさの評価は固定されず，同じ人が同じ料理を食べた場合でもしばしば変動する（**図5**）．

おいしさには，まず，食べる人の五感で受け止める食べ物の特性が直接的に関与する．食べ物の特性は，その刺激の種類によって化学的要因と物理的要因に分けられる．おいしさは，この食べ物の特性に加えて，食べる人がそのときおかれた生理的，心理的状況や食事環境，さらにその周囲の自然・社会環境に関する情報を大脳で統合することによって評価される．そのため，おいしさの評価は時々に揺らぎを生じる．

1　食べ物の化学的要因

●味

味覚は，食べ物を咀嚼すると唾液中に化学成分（呈味物質）が溶け出し，舌に存在する**味蕾**の味細胞を刺激して引き起こされる．味蕾は，おもに舌の表面に突起した乳頭（有郭乳頭，葉状乳頭，茸状乳頭）にあるが，口蓋や喉頭部などにも存在し，のどごしなどの味の認知に関わっている．

基本味は味細胞で識別され，それぞれが独立した味質として認識されるもので，人には**甘味・苦味・酸味・塩味・うま味**の5つが認められている．辛味・渋味などは味蕾で受容されない．また，こく味は，ほかの味に加わることでその味を増強させ，厚みや口腔内での広がり，持続性を増すものと定義されているが，その受容機構は未解明である．

味の感受性は，さまざまな要因に影響を受ける．その1つに年齢がある．新生児では味蕾の数は成人よりも多く，すでに味を明確に識別できるだけでなく，成人より敏感である．また，味の感受性は加齢により低下する．65歳以上の高齢者の食塩の閾値を調べたところ，個

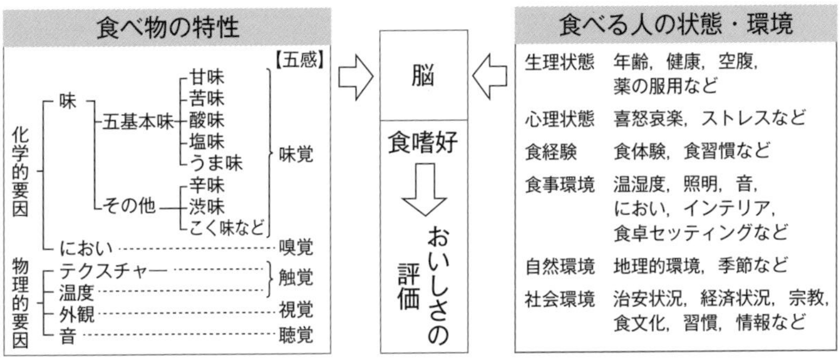

図5　おいしさの評価に影響する要因

（谷澤容子．『新調理学プラス』松本美鈴，平尾和子，編著．光生館；2020. p45 図4-1を改変）

人差が大きいものの，若齢層と比べ検知閾で 3.2 倍，認知閾で 7.7 倍高いとの報告がある．また高齢者は，認知閾以上の濃度であっても味の識別能力が低下し，1 つの基本味しか呈さない試料に対して，ほかの味，とくに苦味をあわせて感じる傾向にあることも報告されている．

このような味覚障害，すなわち，味覚減退，味覚消失や本来とは異なる味に感じる（錯味）原因には以下のようなものがある．必須微量元素の 1 つである亜鉛が欠乏すると，味細胞の新陳代謝が十分に行われなくなる．また，鉄欠乏性貧血，糖尿病，腎障害，肝障害，甲状腺機能障害，COVID-19 感染症，感冒などの疾病も味覚障害を招く．薬の副作用として味覚障害を起こすこともあり，降圧薬，消化性潰瘍治療薬，抗うつ薬，抗菌薬，抗がん剤や亜鉛キレート作用のある薬，唾液分泌を抑える薬などで起こりやすい．味覚障害は，人の感覚で判断することになるので症状の変化を判定しにくく，改善に時間がかかることも多く，発症後できるだけ早く治療を開始することが望まれる．

●におい

嗅覚は，食品に含まれる揮発性の化学物質（におい分子）が空気の流れに乗って鼻腔内に入り，鼻腔奥の嗅上皮にある嗅細胞を刺激することで引き起こされる感覚である（**図 6**）．嗅覚には，呼吸にともなって鼻腔に入ったにおい分子が直接嗅細胞を刺激する**前鼻腔性嗅覚**と，口腔に入った食べ物を咀嚼した後，嚥下とともににおい分子が鼻咽頭を経て鼻腔に入り嗅細胞を刺激する**後鼻腔性嗅覚**の 2 通りがある．前者によって認識されるにおいを**香り**（アロマ）と呼び，後者は味と一体となって認識されるので**風味**（フレーバー）と呼ぶ．

人は胎児期に嗅覚が形成され，母親が食べたものの香りを羊水から感じとることができる．また，嗅覚機能は，加齢や疾病によって低下

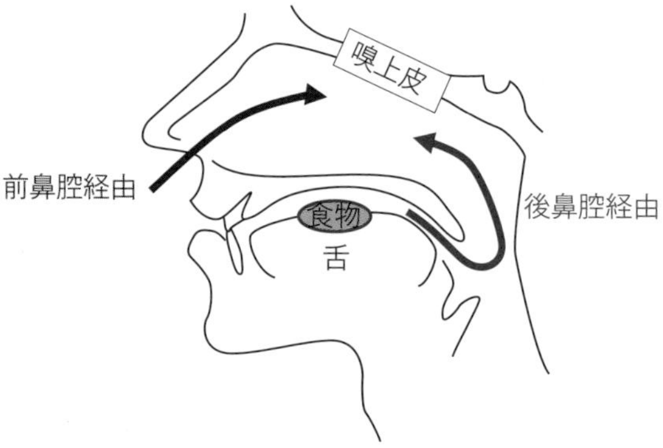

図 6　においの経路

（真部真里子．おいしさの判定と香り～後鼻腔経由の香りの役割～．日本栄養士会雑誌 2021；64：8-9 より）

する．加齢による機能低下は，50歳代から始まり70歳代以降でさらに顕著になる．慢性副鼻腔炎は気導性障害，感冒は嗅神経性障害，外傷は中枢性障害を引き起こす主たる疾病である．パーキンソン病，アルツハイマー病の初期症状として嗅覚障害が発生することも報告されている．

2 食べ物の物理的要因

●テクスチャー

食品のテクスチャーは，食品を口に含み，咀嚼し，飲み込むまでの間に感じられる触覚，圧覚などで認識される食感の総称である．すなわち，固さ，軟らかさ，もろさ，歯ごたえ，なめらかさ，口どけ，舌触りといった言葉で表現される食べ物の物理的特性である．フレーバーとともに，食べ物のおいしさの主体であると考えられている．一般に，液状の食べ物のおいしさにはフレーバーの影響が大きいが，固形状の食べ物ではテクスチャーが大きく影響する．また，食べ物の性状にかかわらず，食べ物からにおい分子が放出され，気相へと移動するフレーバーリリースの強さやタイミングは，テクスチャーによって変化する．さらに，テクスチャーは，食べ物の咀嚼・嚥下の過程での食べやすさを左右するため，嚥下調整食におけるテクスチャー調整は非常に重要である（p.105，嚥下調整食の節参照）．

●温度

食べ物の温度（**食温**）は，一般に体温の±25〜30℃が好まれる．また，ビールのように室温によっておいしく感じる適温が変化するものもある．しかし，とくに胃腸症状では罹患部の保護のため，また嚥下困難時には食べ物による刺激を最小限にとどめるため，好まれない体温付近の食温で供することもあり，患者の状態を理解し食べやすい工夫をしなければならない．たとえば，でんぷん質のものは冷たくすると舌触りや口触りが悪くなるため，生ぬるくてもテクスチャーを適切に調整すればおいしく感じられる．

一方，甘味，苦味，うま味は，体温付近でもっとも感受性が高い．塩味，酸味は温度による感受性の変化が少ないので，食温によって味のバランスが異なることがある．

●色・外観

食べ物の色は，地域，民族，風習，風土などによってイメージが固定されており，一般に黄色，オレンジ色，赤色など暖色系の色は食欲促進に，黄緑色，紫，青など寒色系の色は食欲抑制にはたらくことが知られている．また，人はさまざまな食べ物の典型的な色を典型色として記憶し，食品の認知を容易にしている．器や背景の色がおいしさに影響することも報告されているが，明確な知見は得られていない．

また，食べ物の形状や盛りつけ方もおいしさの判断に影響する．たとえば，平面よりも中高に盛りつけたほうがおいしそうに感じられる．また，にんじんを細断する場合に，ブロック状よりも，さいの目切りや千切りにしたほうが重量は低く見積もられることも報告されている．同じ食べ物であるにもかかわらず形状を変えることで高価値（もしくは低価値）だと判断されることもある．このように，視覚情報を操作することで，食欲をわかせたり，より多く（もしくは少なく）食べるよう間接的に促せると考えられる．

3 おいしさと多感覚

いくつかの感覚で得られた情報が統合されて得られる知覚を**多感覚知覚**という．そもそも味とにおいの結びつきは強く，とくに後鼻腔経由による嗅覚情報は，味覚情報と同じタイミングで脳に伝わるため，味と誤認されることが少なくない．たとえば，鼻をつまんでにおいを感じられない条件にして，りんごジュースを飲むと，りんごの味は感じられず，単なる甘酸っぱい印象となるが，これはりんご様のにおいを味と誤認しているためである．さらに，キャラメルフレーバーをつけた飲み物は，つけていないものよりも甘く感じることがある．また，しょうゆのにおいをつけると塩味の満足度が上がるなど，味とにおいの相互作用によって味の強さが修飾されることが確認されている．

また，視覚が味覚や嗅覚に影響することも報告されている．コーラフレーバーを溶かしてオレンジ色に着色した水溶液を何のジュースか尋ねると，コーラ色に着色した場合と比較して，オレンジジュースやレモンジュースと間違う人が多かった．これは，視覚情報が嗅覚より優先されたためと考えられる．さらに，食感が聴覚の影響を受けることもある．ポテトチップスのパリパリ感や炭酸飲料が口腔内で弾けた感覚が音によって強化されることも報告されている．

食行動を左右する要因

食行動の開始と停止は，恒常性維持（ホメオスタシス）のための行動の１つで，その制御には神経ペプチドや末梢性ホルモンが関与していると考えられている（**表2**）．しかし，人の食行動は，恒常性維持だけでは十分に説明することはできない．以下に，特徴的な事例を示す．

●感性満腹感

大好物のお菓子をいくらでも食べてよいといわれても，一定量食べると満腹感を生じ，食べるのをやめてしまう．しかし，そのとき，まったく別の味のお菓子を提示されると，おいしそうだと予測される視

表2 食行動を制御しうる神経ペプチドと末梢性ホルモン

脳神経系のペプチド

名 称	産出場所	作用場所	他のペプチドとの相互作用	生理的・行動的効果
ニューロペプチドY (NPY)	弓状核	室傍核・外側野	グレリンにより活性化	食行動開始，代謝を抑制
アグーチ関連ペプチド (AGRP)			レプチンにより活性化	
コカイン・アンフェタミン調整転写産物 (CART)	弓状核	室傍核・外側野，中心灰白質，交感神経系	レプチンにより活性化	食行動停止，代謝を促進
α-メラノサイト刺激ホルモン (α-MSH)				
メラニン凝集ホルモン	外側野	大脳新皮質，中心灰白質，毛様体，視床，青斑核，交感神経系	NPY・AGRP により活性化，レプチンや CART・α-MSH により抑制	食行動開始，代謝を抑制
オレキシン				

末梢性ホルモン

名 称	産出場所	作用場所	生理的・行動的効果
レプチン	脂肪組織	弓状核の NPY・AGRP 細胞を抑制，弓状核の CART・α-MSH 細胞を活性化	食行動停止，代謝を促進
インスリン	膵臓		
グレリン	胃腸管	弓状核の NPY・AGRP 細胞の活性化	食行動開始
コレシストキニン	十二指腸	幽門（胃）の神経細胞	食行動停止
ペプチドYY	胃腸管	弓状核の NPY・AGRP 細胞を抑制	食行動停止

（坂井信之.『食行動の科学』今田純雄，和田有史，編．朝倉出版；2017．p58 表 4-1 を改変）

覚情報により，そちらのお菓子は平気で食べ始めることがある．この現象を感性満腹感と呼び，最初に食べていたお菓子を食べなくなったのは，真に満腹になったわけではなく，その味に飽きて食べられないという脳の判断だと考えられる．

●新奇性恐怖

はじめて経験する食べ物に対して，警戒し，その安全性を確認するために，においを嗅いだり，少量口にしたりして慎重に試食する行動を新奇性恐怖と呼ぶ．人を含むすべての雑食性の動物が示す行動である．食べたときに不快感がなく，安全に食べられることがわかれば，その後は警戒感なく食べることができる．子どもははじめて出合う食べ物が多いため，しばしば新奇性恐怖を示すが，胎児のときに母親が摂食したもの，授乳期に母親が摂食して，風味が母乳に溶け込んだものに対しては，新奇性恐怖が起こりにくい．

●食物嫌悪学習

食事中や食後に不快な思い，たとえば，吐き気や腹痛などを経験した場合，そのとき食べたものの風味が記憶され，それを手がかりに以後その食べ物の摂食を拒否するようになることがある．これを食物嫌悪学習と呼ぶ．また，いったん，嫌悪学習が成立した食べ物の摂食を強制されると，その食べ物に対する嫌悪感をさらに募らせてしまうので配慮が必要である.

●単純接触効果

現在のところ，ある食べ物に対する嗜好を上昇させる方法は，摂食経験を重ねることだと考えられている．これは，同じ刺激を繰り返し受けることによって，その刺激に対して好意的な評価が形成されるためである．この現象を単純接触効果という．先述のとおり，妊娠中に母親が食べていたものに対して，その幼児には新奇性恐怖が起こりにくいのも，この効果に起因すると考えられる．また，いったん慣れ親しんだ食べ物（風味）では，単純接触効果によるさらなる嗜好の向上は起こりにくく，新奇な食べ物（風味）に対して顕著に起こる．単純接触効果は，その食べ物が安全であることを学習した結果とも受け取ることができる．

一方で，安全で，栄養バランスもとれて，当初おいしいと思えたメニューであっても，何度も食べるうちにおいしく感じられなくなり，摂食量が減少する「飽き」が起こることも知られている．

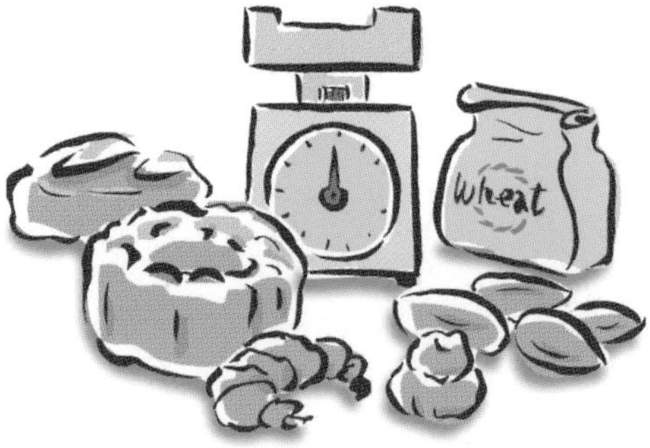

4 臨床調理の食事プラン

疾病時の食事プランは，健康なときと違って種々の条件のうえになり立っている．なかでも疾病の種類，病状，合併症の有無，安静度，薬剤などと食物との関係は臨床栄養にとっては欠くことのできない基本的条件である．

疾病に関しては，治療期間が短い急性疾患の場合は，食品の制限・禁止，食物の形態の限定（流動・軟菜など），調理法の制限など，食事の内容が栄養的に偏ったり過不足を生じるなどきびしい条件が課せられることが多い．しかし，食事の目的は治療を第一義的に考え，疾病の早期回復や社会復帰を優先にプランを立てることが大切である．

また，治療期間が長い場合は，疾病が慢性経過をとる場合が多く，生理的な生命活動をないがしろにできず，やや緩やかな制限の食事プランとなる．

表 3　おもな疾患の各コントロール食への適応

	エネルギーコントロール		脂質コントロール		たんぱく質コントロール		食塩コントロール	おもな関連検査項目
	維持	減	減	質のバランス	増	減	減	
慢性腎臓病（CKD）	○					○	○	GFR，BUN，クレアチニン，尿たんぱく（アルブミン）
糖尿病		○		○			合併症による	血糖，HbA1c
慢性肝炎	○							AST（GOT），ALT（GPT），γ-GTP，血清ビリルビン
肝硬変		○	○		タンパク不耐症の有無による		○	AST，ALT，血清ビリルビン，血清アルブミン，アンモニア
脂肪肝		○	○					AST，ALT，γ-GTP，中性脂肪
膵炎 胆嚢疾患			○				○	CRP，血清ビリルビン，ALP，γ-GTP，アミラーゼ，血糖
肥満症		○	○	○				LDL-C，HDL-C，中性脂肪
脂質異常症		○		○			○	
心疾患		○	○				○	心電図
高血圧	○			○			○	血圧（収縮期・拡張期）

注）特殊な場合を除く

おもな疾患と各栄養成分のコントロール食の関連は**表3**に○印で示した．また，**表4**では各疾患の項目で例示したコントロール食の食品構成表を示したが，各関連の検査結果や全身状態また食事以外の栄養療法を加味しているかなどにより，厳重・中程度・軽度などそのコントロール状況は変化する．

臨床での食事プランは，「日本人の食事摂取基準」を基本として，疾病の種類，病状，合併症の有無，各種疾患のガイドライン，安静度，摂食状況などを考えて計画を立てることが原則であるが，献立作成時にはさらに次のようなことに留意する必要がある．

表4　各種コントロール別食品構成表（例）

区分	条件	穀類		いも類(g)	砂糖類(g)	油脂類(g)	大豆製品(g)	魚介類(g)	獣鶏肉類(g)	卵類(g)	乳類(g)	果実類(g)	緑黄色野菜(g)	その他野菜(g)	特殊食品(g)	荷重平均値による計算値
		ご飯(g)	パン(g)													
エネルギーコントロール	基本食 エネルギー 2,000 kcal たんぱく質 65 g 脂質 55 g	400	100	80	20	20	80	70	60	30	200	100	150	200		P 14, F 28, C 57 E 2,003 P 66.0 F 60.0 動物性たんぱく質比率 53 %
	低エネルギー食 エネルギー 1,600 kcal たんぱく質 65 g 脂質 39 g	360	80	80	10	10	80	70	70*1	25	200	100	150	200		P 15, F 22, C 60 E 1,602 P 65.7 F 40.4 動物性たんぱく質比率 52 %
脂質コントロール	低脂質食 エネルギー 1,600 kcal たんぱく質 65 g 脂質 30 g	360	80	80	20	5	90	60	70*1	50	200*2	100	150	200		P 16, F 17, C 64 E 1,569 P 65.8 F 28.9 動物性たんぱく質比率 52 %
	脂質の質コントロール食 エネルギー 1,600 kcal たんぱく質 65 g 脂質 40 g 動物性油：植物油：魚油＝4：5：1	360	60	80	10	10	80	80	60*1	40	200	100	150	200		P 16, F 23, C 59 E 1,618 P 64.8 F 39.1 動物性たんぱく質比率 54 %
たんぱく質コントロール	高たんぱく質食 エネルギー 2,000 kcal たんぱく質 75 g 脂質 55 g	400	100	80	20	10	100	100	50	50	200	100	150	200		P 16, F 25, C 58 E 2,013 P 75.6 F 56.1 動物性たんぱく質比率 55 %
	低たんぱく質食 エネルギー 2,000 kcal たんぱく質 45 g 脂質 60 g	360*3	80	100	30	35	80	50	30	25	180	100	150	200	100*4	P 9, F 28, C 63 E 1,996 P 45.4 F 62.4 動物性たんぱく質比率 58 %

*1　脂質 10 %以下の食品を用いる（p.21，図 1-2 参照）．獣鶏肉類の脂質 10 %以下の食品の平均値を採用した
*2　低脂肪牛乳
*3　たんぱく質調整食品（たんぱく質調整ご飯 1/5）
*4　エネルギー調整食品（ゼリーなど）

コラム

日本人の食事摂取基準（2020 年版）

・本策定は「健康日本 21（第 2 次）」（2013～2022 年）の基本方針に従い，健康の保持・増進とともに，生活習慣病の発症予防と重症化予防の徹底をはかることを目標としている．5 年に 1 度改定される．2020 年版は 2020 年度から 2024 年度までの 5 年間使用する．

・エネルギーの指標：エネルギーの過不足の回避を目標とした指標

・栄養素の指標：以下の 3 つの目的と 5 つの指標で構成されている．

目的：①摂取不足の回避，②過剰摂取による健康障害の回避，③生活習慣病の発症予防と重症化予防

指標：①推定平均必要量（50 %の人が必要量を満たす），②推奨量（ほとんどの人が充足している量），③目安量（推定平均必要量，推奨量が算定できない場合に摂取量分布の中央値），④目標量（生活習慣病予防のための当面の量），⑤耐容上限量（健康障害をもたらす危険がないとされる上限量）

献立の立て方

① 基本食（常食）は，各種コントロール食に展開しやすいように，全体を視野に入れた献立にする．

② 各種コントロール食は，基本食をベースに食品の量，調理方法の変化をつけて展開していく．同一の食品が使えない場合は，食品の種類を変更する．個々に献立を作るより，むだがない．

③ 献立はできるだけ 3 食のバランスが均等になるように組み立てる．

④ 1 食の食事量は，胃腸疾患，術後食など特定のものを除いて 500～600 g くらいが適量（汁物は別）である．必要な場合は，間食を加えたり少量ずつ分食にする．

⑤ 料理は治療食の範囲内で，たとえば季節感のあるものを利用したり行事食をとり入れるなど，献立が単調にならないよう組み合わせの変化や調和をはかる．

⑥ 献立の手順は，主食の種類，主菜・副菜 1～2 品の順に決め，場合によっては汁物や漬け物，または果物を添える．

⑦ 食品は，献立が立てやすいように常用量を用いる．

⑧ 喫食者の嗜好を考慮する．

コラム

献立作成（治療食計画）の流れ　p.5 より

① 給与栄養目標量を決定

「日本人の食事摂取基準」や「学校給食実施基準」などに基づき算出する．

対象となる集団の年齢，身体計測値，身体活動レベル，健康状態，嗜好などを把握して，給与栄養目標量を決定する．

病院給食においては上記に加え，それぞれの病状に応じた考慮が必要である．

↓

② 食品群別荷重平均成分表を作成

食品群別荷重平均栄養成分値とは，それぞれの食品群に分類されている食品のを構成比率から算出した平均値である．

給食施設においては，過去 1 年間の実際の食材料使用量から割り出すことが多い．

食品群の分類は，それぞれの施設で決定する．（本書では 17 群分類とした．p.147，付表 4）

↓

③ 食品構成表を作成

食品構成表は，給与栄養目標量を満たすためにバランスよく食品を配分する計画書である．

食品群ごとに使用量を配分して栄養計算するため，一食材ごとの栄養計算を省略することができ便利である．

また食事提供後，一定期間の平均値で献立を評価する際の資料とする．

↓

④ 献立を作成

食品構成表をもとに，食品群を朝昼夕に配分して献立を作成する．

給与栄養目標量を満たすことも重要だが，調理作業の手間によっては作業時間を考慮して料理を組み合わせる．

臨床調理の実際

1

エネルギーコントロールのための調理

目　的

- ヒトは，生命や生活活動を維持することを目的として食物からエネルギーを獲得している．生体では，この摂取したエネルギーが消費エネルギーを上回らないように出納バランスをとることが大切である．体内の摂取エネルギーの調節は，脳下垂体視床下部にある食欲中枢によって調節されており，脳内側核の満腹中枢は食欲を抑制し，外側核の摂食中枢は食欲増進に働いている．また，この食欲中枢には，ブドウ糖，遊離脂肪酸，インスリンなどの受容体があり，それらの血中濃度の影響やそのほか消化管や感覚器官の伝達によっても食欲中枢は左右されている．
- 反対に消費エネルギーの形態は，基礎代謝，身体活動代謝によって調節されている．
- 以上のように，生体内にはエネルギーの出納バランスを維持する調節機構が働いているが，体内エネルギー出納バランスがくずれる場合もあり，エネルギーを供給する食品摂取量およびその構成栄養成分のバランスを第一に考える必要がある．
- しかし，疾病の治療目的のためにエネルギーコントロールをはかる場合は，病態によって構成栄養成分の配分を変えなければならない事態も生じる．すなわち，エネルギーを減らす場合は，摂取エネルギーが制限されたなかで，まずたんぱく質の必要量を確保し，脂質エネルギー比率を 20～30 %とし，残りを炭水化物とすることを原則としたうえで，さらに病態との関連を加味する．

エネルギーバランス食（基本食）

適応症

特定の栄養成分の増減もしくは形態にとくに注意する必要のない疾患など

考え方

●エネルギー摂取量の基本とバランスのとり方

エネルギー摂取量の計画は，18～49 歳では体格指数（BMI）が適切な範囲（18.5～24.9）であることが原則であり，その体重の維持がエネルギー摂取量の基本となる．

主要栄養素はそれぞれが主要なエネルギー源であり，エネルギー総量のなかでのバランスをとる必要がある．「日本人の食事摂取基準（2020 年版）」（以降，本書では食事摂取基準 2020 年版）では，たんぱく質は推奨量を確保（目標量 13～20 %エネルギー）して，脂質を目標量 20～30 %エネルギーの範囲で摂取し，残りを炭水化物で摂取する．炭水化物の摂取量は，50～65 %エネルギーの範囲とする（**図 1-1**）．

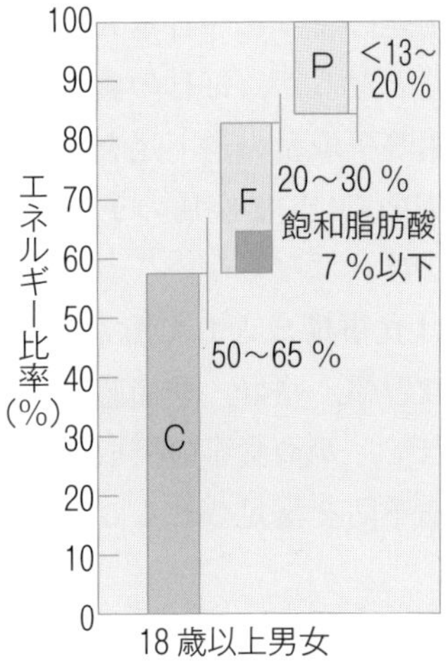

図 1-1　たんぱく質(P)，脂質(F)，炭水化物(C) の目標範囲の関係

エネルギー産生バランス（エネルギー比率）を適正に保つことは，各栄養素の摂取過不足の回避と生活習慣病の発症予防とその重症化予防のために必要な指標である

・脂質については，その構成成分である脂肪酸，とくに飽和脂肪酸の摂取に配慮する

・炭水化物については，食物繊維の目標量を満たすことが必要である

バランスよくエネルギーを確保するためには，疾病時の状況にあわせてエネルギー構成比，すなわちエネルギーに占めるたんぱく質・脂質・炭水化物の割合（PFC 比），また脂肪酸の適正比率など各栄養素の比率を十分考慮してバランスを保つことを原則としている．近年，脂質エネルギー比率の上昇，とくに飽和脂肪酸の過剰摂取が問題になり，食事摂取基準においてもエネルギー比率 7 %以下を目標とされているが，エネルギー量は年齢，性別，体格や疾病の種類，身体活動レベル（安静度），ストレス係数などにより，あくまで個々の条件に従って定められる．

本書で用いる基本食のエネルギー量の算出には，疾病時を対象とするため，「身体活動レベル」の指数「低い Ⅰ（1.50）」を生活活動の目安として男女 18～69 歳の平均エネルギーを求め，得られた約 2,000 kcal を基本

エネルギー産生栄養素バランス（エネルギー比率）
・たんぱく質：13～20 %
・脂質：20～30 %
・炭水化物：50～65 %

目標とする BMI の範囲（男女共通）
・18～49 歳：18.5～24.9
・50～64 歳：20.0～24.9
・65～74 歳：21.5～24.9
・75 歳以上：21.5～24.9　（食事摂取基準 2020 年版より）

食エネルギーとし，たんぱく質量は推奨量以上とし，65 g/日とした．

●食事構成の考え方

食事摂取量が本人にとって適切かどうかの判断は，前述のように「日本人の食事摂取基準」が骨格となるが，毎日の食事の組み立てには栄養素等摂取量の過不足を根拠としながらも，本人のQOLと疾病の予防が満足されるものでなければならない．

それには食事構成として食品の種類，数，料理法，食習慣，嗜好，季節感（旬）などが組み込まれて，かつ食事の摂取量が健康を維持し，疾病予防を満足させることが重要である．

毎日の食事の組み立て方を例示すると，以下のような方法がある．

① 平成17年（2005年）に策定された食事バランスガイドを用いて，主食，主菜，副菜，牛乳，乳製品，果物の料理区分を利用する方法

② たんぱく質，脂質，炭水化物のバランスを栄養比率により考える方法

③ 3食と間食の適正な配分（朝1：昼1.5：夕1.5）を考える方法

④ 近年の日本人の食品群別摂取量を基準として求め，実際に行った食品構成と比較してそのバランスから適否を判断する方法（食品群別構成別）

いずれの場合も，健常者の適切な食事（基本食）の考え方であるが，本書の場合はさらに栄養摂取量の過不足が必要であるため，④に示した食品群別摂取量を用いて各疾病に適切なエネルギーによる栄養素バランスを整えた食品構成表を作成したうえで，献立を作成し，適正化をはかっている．

食品の選び方

1 脂質食品に注意する

日本食のエネルギー比率は，欧米に比べバランスがよいことから“日本型食生活”と称されているが，最近は脂質エネルギー比率の高値を示す者の割合が増加していて，年齢による差が非常に大きい．20歳以上では男女とも20歳代がもっとも多く，年齢とともに下方にシフトしている．平成30年（2018年）国民健康・栄養調査の結果に基づく日本人30～39歳の中央値は27.7％エネルギー（男性），30.3％エネルギー（女性）で，高齢者になるほど脂質エネルギー比率は減少している．

年次推移によると，脂質エネルギー比率30％以上では，平成18年（2006年）頃まではやや増加の傾向にあったが，最近では男女ともやや下がっている．脂質または炭水化物のエネルギー比率と血中HDLコレステロール，総コレステロール，中性脂肪の関係からみて，血中濃度を適正なものにするには，脂質エネルギー比率20％以上がよいと考えられている．

食品の選択にあたっては，適正比率を保つように，食品の脂質量，また部位に注意することが大切である．

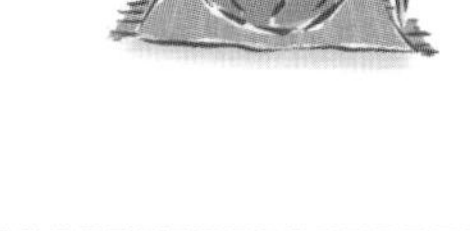

成人の食事摂取基準

・エネルギー：年齢，性別，参照体重，身体活動レベル*1，疾病の種類・症状により決める．

推定エネルギー必要量＝総エネルギー消費量
＝基礎代謝量*2×身体活動レベル

・エネルギー摂取量と消費量のバランス：適否にBMIが用いられる．

*1 身体活動レベル：エネルギー消費量÷基礎代謝量
Ⅰ（低い）：1.50　Ⅱ（ふつう）：1.75　Ⅲ（高い）：2.00

*2 基礎代謝量（BMR）：性・年齢別基礎代謝基準値×参照体重

食事計画と献立の実際

1 食事計画の手順

●基本的な考え方

食事計画を立てるにあたっては各主要栄養素をバランスよくとることを主眼とする．バランスは，適正な摂取量を保つことを中心に考えるが，栄養素そのものを食べるわけではなく，食品に含有される各栄養素中から必要量を摂取しなければならない．

そのためじょうずに食品の配分を考えることが大切である．この食品の配分が満足感のある食品量（平均1,500～1,600 g/日），主食，主菜，副菜の組み立てに大きく影響するものである．

献立作成上，この手順が正しく行われていなければ食事計画はできない．そこで本書における基本食の食事計画について例示する．

（例）エネルギー2,000 kcalの場合

●栄養成分の配分

① たんぱく質

2,000×0.13÷4＝65(g)

（エネルギー比率13 %）

② 動物性たんぱく質

65×0.5≒33(g)

（動たん比率50 %）

③ 脂質

2,000×0.25÷9≒55(g)

（エネルギー比率25 %）

④ 炭水化物

2,000×0.62÷4＝310(g)

(1,240 kcal)（エネルギー比率62 %）

●食品の配分

① 主食，いも，間食で炭水化物由来のエネルギー（1,100～1,200 kcal）を配分する．

いも（炭水化物の多い野菜を含む）
50 kcal 相当量

間食（果物を含む）
200～250 kcal 相当量

主食 900 kcal 相当量

② 野菜量を決める．

緑黄色野菜 150 g

その他の野菜 200 g

③ 動物性食品の量を決める．

牛乳を200 gとする（牛乳たんぱく質量：6.6 g）．

33－6.6≒26(g)

たんぱく質26 g相当量を魚介類，肉類，卵類で分けてとる．

④ 豆および豆製品の量を決める．

65－(33＋18＋7)≒7(g)

たんぱく質7 g相当量を豆および豆製品でとる．

33 g：動物性食品に由来するたんぱく質

18 g：主食に由来するたんぱく質

7 g：野菜，いも，菓子，その他食品に由来するたんぱく質

⑤ 添加油脂量を決める．

添加油脂量＝55－(a＋b＋c)

a：主食に由来する脂質

b：たんぱく質性食品に由来する脂質

c：その他の食品に由来する脂質（約1 g）

・たんぱく質推奨量：p.55，56 脚注参照
・総脂質摂取量：p.43 脚注参照
・炭水化物摂取量：1日に摂取すべき総エネルギー量を決定して，たんぱく質，脂質の必須性をまず考慮し，それらのバランスにおいて炭水化物の摂取基準を決定することが適切と考えられる．

（食事摂取基準2020年版より）

●まとめ

以上の栄養成分と食品の配分を**表 1-1** にまとめた．

2 エネルギーバランス食（基本食）の献立例

主食の種類を変化させた例を**表 1-2**（例 1，例 2，例 3）に示した（例 1 の食品構成は p.139，付表 1 参照）．

表 1-1 エネルギーバランス食（基本食）の栄養成分と食品の配分

エネルギー	2,000 kcal
たんぱく質	65 g（動物性たんぱく質 33 g）
脂　質	55 g
いも（炭水化物の多い野菜を含む）	50 kcal 相当量
間食（果物を含む）	200～250 kcal 相当量
主　食	900 kcal 相当量
緑黄色野菜	150 g
その他の野菜	200 g
牛　乳	200 g
魚介類，肉類，卵類	たんぱく質 26 g 相当量
豆および豆製品	たんぱく質 7 g 相当量
添加油脂	(55 g)－(他の食品由来脂質量)

コラム

液体調味料の使用量の表示

① 一般に液体調味料は容量（mL）で使用されているが，本書は重量（g）で記載した．容量で使用する場合は，比重を考慮に入れること．しょうゆ・みりん 1.18，油 0.83

② だし汁の栄養素については，50 mL 以上を計算した．

表 1-2 基本食（例 1）

		材料名	(g)
朝食	パ　ン	食パン	100
	ジャム	いちごジャム	20
	野菜とゆで卵のサラダ	きゅうり	30
		トマト	30
		卵	25
		ドレッシング	15
	牛　乳	牛　乳	200
	果　物	グレープフルーツ	80
昼食	ご　飯	ご　飯	200
	さばの塩焼き	さ　ば	80
		塩	0.3
	つけ合わせ	か　ぶ	20
		酢	2
		塩	0.2
	根菜の炒め煮	こんにゃく	30
		ごぼう	30
		さといも	40
		にんじん	20
		グリンピース	3
		油	4
		砂　糖	3
		しょうゆ	6
	ほうれん草のおひたし	ほうれん草	40
		えのきたけ	20
		ご　ま	2
		しょうゆ	4
	冷やしとうふ	とうふ（絹ごし）	70
		葉ねぎ	3
		しょうゆ	3
夕食	ご　飯	ご　飯	200
	とんかつ	豚（かた・皮下脂肪なし）	60
		塩	0.1
		こしょう	少々
		小麦粉	4
		パン粉	8
		揚げ油	10
		卵	10
	カクテルソース	トマトケチャップ	7
		ウスターソース	3
	なすのソテー	な　す	50
		塩	0.2
		こしょう	少々
		油	5
		レタス	10
	こまつ菜の酢みそ和え	こまつ菜	50
		生わかめ	10
		白みそ	8
		砂　糖	3
		酢	5
	野菜スープ	たまねぎ	30
		にんじん	10
		じゃがいも	40
		固形スープ	1.3
		水	100
	果　物	いちご	20
栄養量	エネルギー 1,903 kcal	エネルギー比率（%）	
	たんぱく質 67 g	P 14，F 28，C 58	
	動たん比率 54 %	飽和脂肪酸	7
	脂　質 58 g		
	食塩相当量 7.3 g		

表1-2　基本食（例2）

		材料名	(g)
朝食	ご　飯	ご　飯	200
	高野どうふの含め煮	高野どうふ	5
		さやいんげん	20
		砂　糖	3
		しょうゆ	4
	なすとわかめのみそ汁	な　す	30
		生わかめ	5
		み　そ	10
		だし汁	150
	漬け物	小かぶ漬け（皮つき）	15
昼食	ご　飯	ご　飯	200
	鶏のから揚げ	若鶏（もも・皮つき）	70
		ピーマン	20
		しょうゆ	4
		片栗粉	5
		揚げ油	6
	ブロッコリーのサラダ	ブロッコリー	40
		ドレッシング	7
		レモン	10
	もやしのナムル	もやし	60
		にんじん	15
		スイートコーン	10
		葉ねぎ	3
		しょうが	3
		ごま油	5
		しょうゆ	3
	ほうれん草の卵とじ	卵	50
		ほうれん草	20
		生しいたけ	10
		しょうゆ	4
		だし汁	10
夕食	ご　飯	ご　飯	200
	ぶりの照り焼き	ぶ　り	80
		みりん	2
		しょうゆ	4
	野菜の炒め煮	さといも	70
		オクラ	15
		にんじん	15
		たけのこ	20
		油	4
		砂　糖	3
		しょうゆ	6
	はくさいの酢の物	はくさい	60
		の　り	0.5
		酢	6
		砂　糖	2
		しょうゆ	2
	果　物	みかん	100
間食	牛　乳	牛　乳	200
栄養量	エネルギー　1,902 kcal	エネルギー比率（%）	
	たんぱく質　68 g	P 14，F 25，C 61	
	動たん比率　58 %	飽和脂肪酸	7
	脂　質　53 g		
	食塩相当量　7.1 g		

表1-2　基本食（例3）

		材料名	(g)
朝食	ご　飯	ご　飯	200
	なっとう	なっとう（ひきわり）	30
		葉ねぎ	3
		しょうゆ	2
	こまつ菜のごま和え	こまつ菜	60
		ご　ま	2
		しょうゆ	3
	さといものみそ汁	さといも	40
		だいこん	20
		み　そ	10
		だし汁	150
昼食	天ぷらうどん	うどん	200
		若鶏（もも・皮つき）	50
		えび（ブラックタイガー）	20
		小麦粉	10
		生しいたけ	15
		はくさい	20
		葉ねぎ	20
		砂　糖	7
		しょうゆ	12
		揚げ油	10
		だし汁	200
	もやしの酢の物	もやし	60
		ハム（ロース）	15
		にんじん	10
		卵（錦糸）	25
		ごま油	5
		砂　糖	3
		塩	0.2
		酢	5
夕食	ご　飯	ご　飯	230
	さけの南蛮漬け	さけ（しろさけ）	70
		小麦粉	3
		揚げ油	8
		たまねぎ	30
		にんじん	10
		レモン	5
		砂　糖	2.5
		酢	5
		塩	0.3
	炊き合わせ	かぼちゃ（日本）	70
		ふ　き	40
		こんにゃく	40
		砂　糖	3
		しょうゆ	6
	ながいもの酢の物	ながいも	40
		酢	5
		の　り	0.1
		塩	0.2
	果　物	バナナ	100
間食	牛　乳	牛　乳	200
栄養量	エネルギー　1,902 kcal	エネルギー比率（%）	
	たんぱく質　67 g	P 14，F 24，C 62	
	動たん比率　55 %	飽和脂肪酸	6
	脂　質　51 g		
	食塩相当量　7.4 g		

低エネルギー食

適応症

肥満症　糖尿病　心不全　脂質異常症
脂肪肝　高尿酸血症　など

考え方

肥満症・糖尿病などエネルギーの出納アンバランスが持続し，生活習慣病発生の危険因子となることなどを防止するため，PFC比適正範囲内でバランスのとれた低エネルギーの食事計画を立てる．糖尿病では良好な血糖コントロールを保つために適正なエネルギー管理が重要であるが，同時にたんぱく質の適正量を確保しなければならない．改善のためには長期にわたり根気よく実践することが重要で，低エネルギーバランス食の必要性，正しい食品の選択・組み合わせ，食べ方，栄養量の把握など教育的な理解を深めながら改善することが大切である．また，心不全や脂肪肝などはエネルギー減少が治療上有効である．

空腹感を起こさせないため，カサが減らないような工夫をして，食事による満足感が得られるように配慮することが大切である．また，食事量が減ることによる微量成分の不足やバランスがくずれないように注意する．

食品の選び方

1　低エネルギー食品を選ぶ

野菜類，きのこ類，海藻類，こんにゃくなどをとり入れる．これらの食品は食物繊維も多く，低エネルギーで食事のカサを増やすためにも効果的である．

2　同じ食品群でもエネルギーの低い食品の種類や部位を選ぶ

図1-2（a）に示すように魚介類のエネルギーは，同じ食品群であっても脂質が多いほどエネルギーが高くなっている．たら，いかなどの脂質は2％以下であるが，さんま，まぐろとろでは21％以上もあり，エネルギーの差は100 g当たり200～250 kcalと大きい．

また，(b)獣鳥肉類も同様の傾向が認められ，鶏ささ身と豚ばらなどのエネルギーの差は大きい．

乳製品のヨーグルトでは脂質のみでなく，糖類がエネルギーを高めている．

3　糖質や脂質を多く含む食品を避ける

糖質や脂質を多く含む食品はできるだけ使用を減らすほうがよいが，少量ずつ用いることにより献立や味つけに変化をもたせるのもよい．また，砂糖や油脂の多い市販の飲料や菓子を避ける．

4　低エネルギー甘味料を用いる

低エネルギー甘味料は，エネルギーを高めないため，糖尿病など血糖を上昇させないなど，エネルギー摂取量を少なくする目的で，砂糖の代替，あるいは使用量を減らすために用いられる甘味料である（**表1-3**）．

5　食べ方の工夫

①　野菜など食物繊維の多いものから食べ始

低エネルギー食の基本

・たんぱく質適正量を確保する．
・脂質エネルギー比率の適正は20％を下限とする（治療上特別なものを除く）．
・残りのエネルギーを炭水化物でとる（50～65％の範囲とする）．

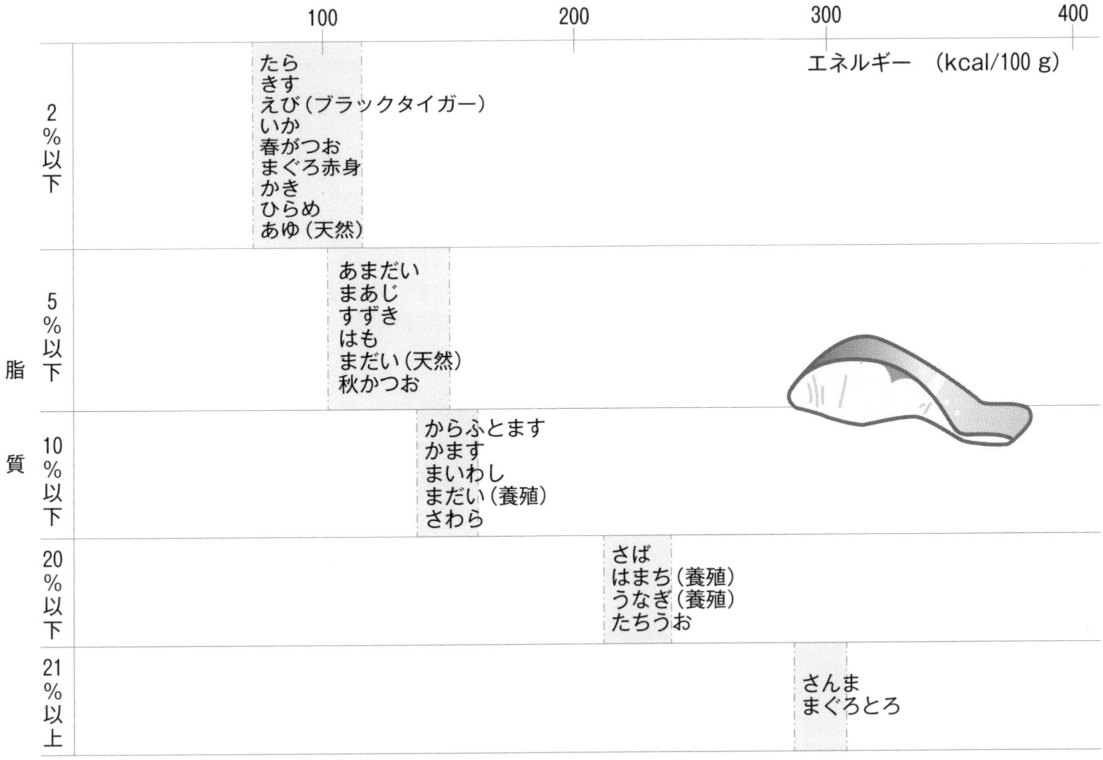

（a）魚介類のエネルギーと脂質

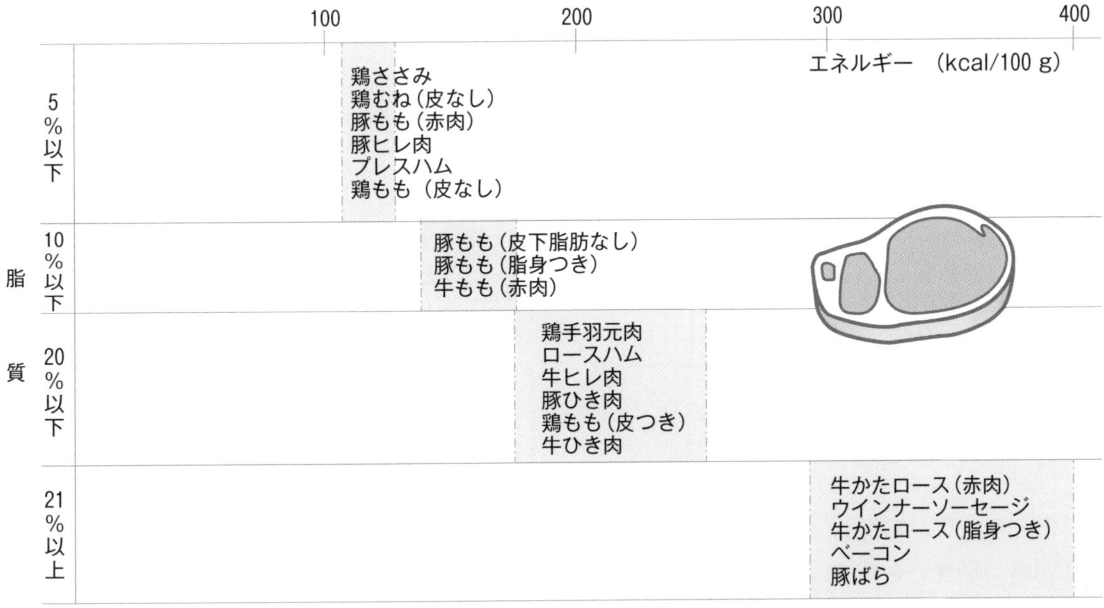

（b）獣鳥肉類のエネルギーと脂質

図1-2　食品のエネルギーと脂質

（日本食品標準成分表2020〈八訂〉より作図）

表1-3　低エネルギー甘味料の種類

糖　類	甘味度（ショ糖1に対し）	エネルギー（kcal/g）	備　考
オリゴ糖（少糖）			・オリゴ糖はおもにビフィズス菌の増殖を促し，腸内細菌叢の改善に役立つ．血糖の上昇には影響を与えない．甘味度が低いため多量に使いやすいので注意する
フラクトオリゴ糖（ネオシュガー）	0.5～0.6	1.3	・ショ糖に酵素を作用させたもの．難消化性，低う蝕性
ガラクトオリゴ糖			
乳糖オリゴ糖	0.3～0.4	2.1	・乳糖とガラクトースが1～4個ついている
大豆オリゴ糖	0.25	2.1	・とうふや大豆ホエーを除たんぱく後，精製する．熱安定性は高い
糖アルコール			
マルチトール（還元麦芽糖）商品名「マービー」（p.32参照）	0.8～0.9	2.0	・マルトースの水素添加物．非う蝕性．小腸では糖としてほとんど吸収されない．一部が腸内細菌の作用で発酵し，短鎖脂肪酸となって吸収される．大量に使用すると下痢を起こす．限度は0.5 g/kg（体重）である
キシリトール	1.0	3.0	・キシロースの水素添加物．爽快感，保水性がよい．熱に安定．低う蝕性
エリスリトール	0.7～0.8	0.4	・ブドウ糖の発酵物．冷涼感，非う蝕性．甘味料の後味改良．耐酸性
非糖質甘味料			
ステビア	200～300	Tr	・キク科の植物で天然の甘味料
ラカンカ	300～400	Tr	・ラカントSは羅漢果が原料．腸で吸収されず，血糖値への影響はない．羅漢果エキスにエリスリトールを70～80％加えたもの
商品名「ラカントS」（p.33参照）		Tr	
合成・半合成甘味料			
アスパルテーム　商品名「パルスイート」（p.32参照）	180～200	Tr	・アミノ酸の一種のアスパラギン酸とフェニールアラニンによるアミノ酸系の甘味料で非常に甘い．熱に弱く，加熱で苦みが出る．還元麦芽糖と混合して市販されている
希少糖			・D-プシコースとD-アロースなどが主で，天然甘味である．シロップとして，オリゴ糖と混合して市販されている

め（p. 28 コラム参照），よく噛む（一口20回以上）：早食いを防ぐ．満腹中枢の働きを活用する．

② 1日3回規則的な食事時間を守る：摂取エネルギーが過剰でなくても，食事回数が少ない，空腹時間の長い食べ方，どか食い，ま

減量の考え方

・体重の減量は1カ月1～2 kgを目標とする．

・1 kgの減量には1日230 kcal減食するか，運動により消費する必要がある．

9,000 kcal×0.8≒7,000 kcal

7,000 kcal÷30≒230 kcal

9,000：体重1 kgの減量には9 kcal×1,000の消費が必要．

0.8：燃焼効率80％　30：1カ月

とめ食い，むら食いなどのような一度に大量に食べる食べ方，または1日量の半分以上を夜間にとる夜食症候群の食べ方は，インスリン分泌の亢進，消化吸収力の亢進，食物誘発性体熱産生の低下など体脂肪のたまりやすい代謝状態をつくる．また1日中食べているような場合は，インスリン分泌の回数を増し，脂肪が蓄積しやすい．

③　夕食は早めに，多量にとらない：夕食時間は20時以前とする．

朝食・昼食の食事量を増し，夕食の量を増やさない，寝る前に夜食をとらない．

④　満腹感を与える食べ方：各料理をそれぞれ少量ずつすべて食べてから，後はゆっくりよく噛んで食べる．

調理上の注意と工夫

1　調理法によってエネルギー量が異なる

低エネルギーの調理法については，一般的に次のようなことがいえる．

①　加熱調理法のうち，ゆでる，蒸す，焼く，電子レンジ調理はエネルギーをあまり高めないので利用するとよい．

②　とくに甘からい味つけの調理は砂糖の添加量が多いため，すき焼き，きんぴら，煮魚（さば，いわしなど魚臭の強い魚），つくだ煮などは気づかないうちにエネルギーが増加しやすいので注意する．調味料は煮上がり直前に表面にからめるように加えると，調味料によるエネルギーを減らすことができる．

③　エネルギーの付加は，調理操作のどの過程でどう関わるのかを**表1-4**に示した．

④　同じ素材を使っても，調理法により，油，小麦粉，砂糖など調味料が添加され，エネルギーが付加されるので注意する（**図1-3**）．

2　カサの増やし方

エネルギーを低下させると食べ物のカサが減りやすい．エネルギーの低い海藻，きのこ類，野菜をじょうずに料理に組み合わせる．

とくに主食が減ると満腹感がなく，見た目も貧弱である．主食のカサを増やす方法として，ちらしずし，五目飯，かやくうどん，ぞうすいなどの工夫が大切である．また，副菜を1品増やすことで補う（**表1-5**）．

3　甘味料の使い方

●砂糖の使い方

甘味料は，料理の種類や調理過程での甘味料の入れ方や，喫食時の温度などにより甘味の感じ方が異なる．甘味が少なくてもおいしく食べられる工夫をする．

コラム

食物誘発性体熱産生反応（diet-induced thermogenesis：DIT）

食事をとると，食事性の体熱産生反応（DIT）が生じる．DITは多いほどエネルギーの消費量は高い．イギリスのモーガン博士は，太る体質のグループはDITが小さく摂取エネルギーが体内に蓄積しやすいが，これは交感神経系の活性の違いによると説明している．またシュワルツ，ルフブラン氏らは，高炭水化物食より高脂質食が，また，食事回数が少ない，およびよく噛まないことがDITを小さくすることを明らかにしている．

BMIによる肥満度分類

・BMI＝体重(kg)/身長(m)^2.　18.5未満：低体重，18.5～25未満：普通体重，25～30未満：肥満（1度），30～35未満：肥満（2度），35～40未満：高度肥満（3度），40以上：高度肥満（4度）　（肥満症診療ガイドライン2022より）

表 1-4　調理法とエネルギーの関わり方

料理方法		調理中にエネルギーが加わるもの	調理後にエネルギーが加わるもの	料理例
蒸す			かけ汁（みりん，砂糖，みそ，でんぷん） マヨネーズ，ドレッシング	卵どうふ 蒸し鶏 サラダ（かに，えび）
煮る	煮つけ	砂糖		魚，野菜，とうふの煮つけ
	甘辛煮	砂糖，みりん みそ	ごまかけ（ごま） みそかけ（みそ，砂糖，みりん）	すき焼き，つくだ煮 でんがく
	炒め煮	油，砂糖，みりん	あん（砂糖，でんぷん）	きんぴら，筑前煮 炒菜，八宝菜，酢豚
	洋煮込み	小麦粉，バター，牛乳，トマトケチャップ		シチュー
焼く	塩焼き			魚介類の塩焼き
	照り焼き	みりん	たれ（みりん，砂糖）	焼き鶏，魚介類照り焼き
	オーブン焼き	油，ホワイトソース，パン粉，チーズ，バター	チーズ，バター	グラタン
	フライパン炒め	油，トマトケチャップ	チーズ，バター	ソーセージ，野菜のソテー
揚げる	素揚げ	油	マヨネーズ	いも類，野菜類の素揚げ
	から揚げ	油＋粉類*	トマトケチャップ	鶏から揚げ，さば竜田揚げ
	衣揚げ	油＋小麦粉＋卵	ホワイトソース	えびと野菜の天ぷら
	かき揚げ	油＋小麦粉＋卵	天つゆ（みりん，砂糖）	ごぼうのかき揚げ
	フライ	油＋小麦粉＋卵＋パン粉		えびフライ，とんかつ

*粉類は小麦粉，でんぷん，上新粉など

温度と甘味の感じ方：ブドウ糖，麦芽糖，果糖は，高温になるほど甘味度は低下するので，温度に注意して用いるようにする．とくに果糖はその変化がはげしい（**表 1-6**）．

料理別にみたショ糖濃度：調理食品の種類によってショ糖濃度は違う（**表 1-7**）．

水分の多い場合は甘味を強く感じ，水分の少ない場合は甘味を弱く感じる．

コラム

糖尿病食で野菜を先に食べる理由

腸の特殊な細胞から血糖コントロールホルモンであるインクレチンが分泌される際，最初に腸を刺激する栄養素により差が生じる．

水溶性食物繊維の摂取が多いと善玉腸内細菌が増殖し，結果インクレチンの分泌が増え，早くかつ多量に分泌されて食後血糖値の急上昇を抑制することになる．すなわち，野菜→魚・肉→ご飯の順番で食べるとよい．

糖代謝異常の判定基準
①早朝空腹時血糖値 126 mg/dL 以上
② 75 gOGTT*で 2 時間値 200 mg/dL 以上
③随時血糖値 200 mg/dL 以上
④ HbA1c が 6.5 %以上

①～④のいずれかが確認された場合，「糖尿病型」と判定する．
*75 g 経口ブドウ糖負荷試験
（糖尿病治療ガイド 2022-2023 より）

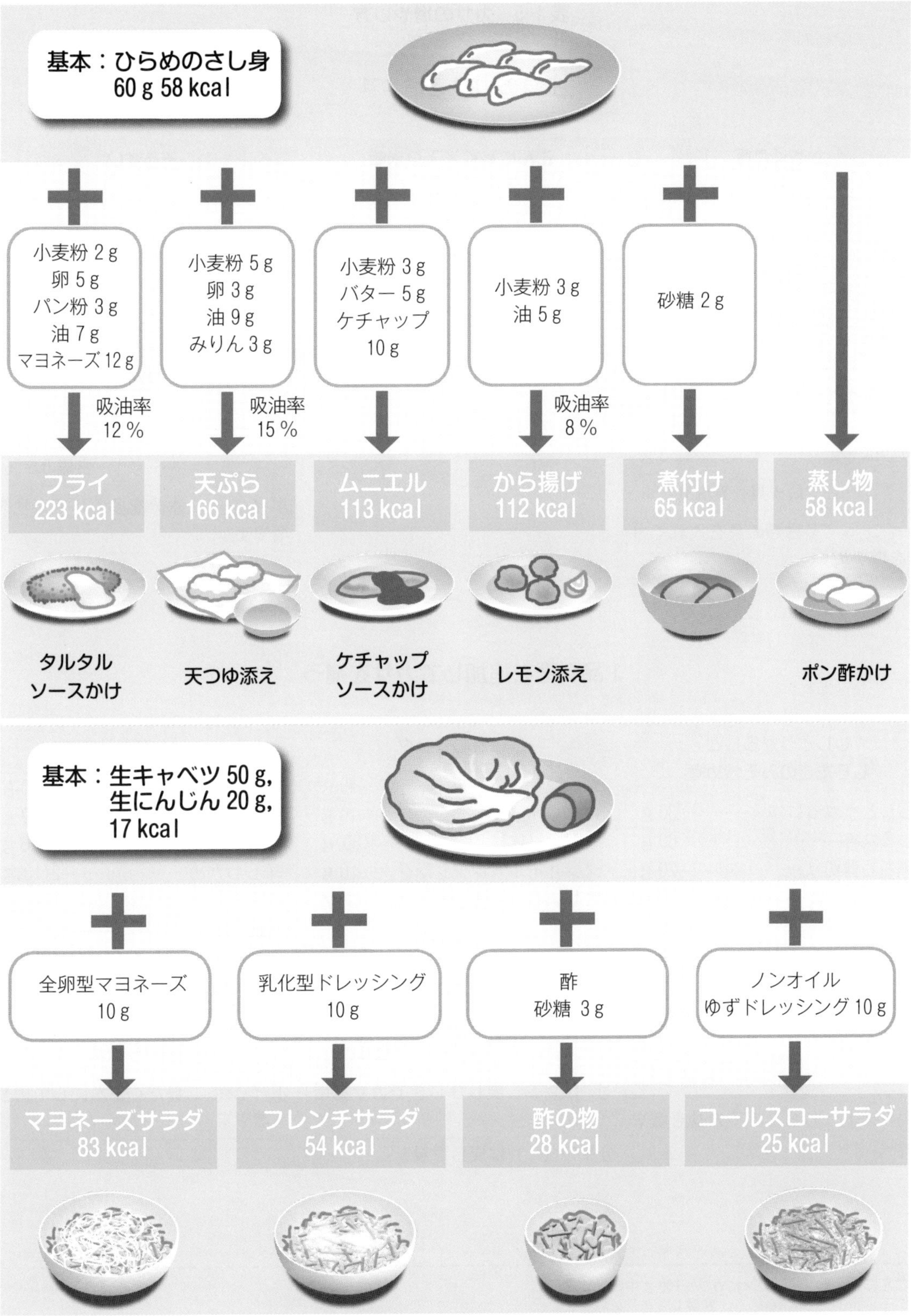

図 1-3　調理法によるエネルギーの変化

表 1-5　カサの増やし方

主食のカサを増やす

かやくご飯

米	80 g
油揚げ	10 g
こんにゃく	20 g
にんじん	5 g
しめじ	10 g
ごぼう	10 g
酒	10 g
しょうゆ（うす口）	5 g
塩	1 g
みつば	3 g

飯＋具　食塩 0.7 %

ポイント　多種類の具を入れてカサを増やす

こんにゃく米入り米飯

米	1 カップ約 180 g
こんにゃく米（市販品）	90 g
加水量	1.0 倍

ぞうすい

米	30 g
水	250 mL
にんじん	10 g
はくさい	30 g
しめじ	3 g
みつば	5 g
しょうゆ（うす口）	10 g

食塩 0.5 %

ポイント　水分を多くしてカサを増やす

1 品料理を追加してカサを補う

ししとうがらしとしらたきのみそ炒め煮

ししとうがらし	30 g
しらたき	60 g
豚もも薄切り	20 g
ね　ぎ	10 g
しょうが	5 g
み　そ	5 g
しょうゆ（濃口）	3 g
酒	10 g
みりん	12 g

食塩 0.8 %　砂糖 3 %

ポイント　しらたきでカサを増やす

ひじきのサラダ

菜の花	40 g
にんじん	10 g
ひじき（乾）	3(30)g
ノンオイルドレッシング	10 g
こしょう	少々

食塩 0.9 %

ポイント　戻しひじきでカサを増やす

分量の（　）は戻し重量

けんちん汁

鶏肉ささ身	10 g
にんじん	10 g
なめたけ	20 g
干しわかめ	2(10)g
とうふ	40 g
油揚げ	10 g
しょうゆ（うす口）	8 g
だし汁	100 mL

食塩 0.7%（具＋だし汁）

ポイント　具だくさんにしてカサを増やす

こんにゃく米（マンナンヒカリ）100 g 中の栄養量

- エネルギー 247 kcal
- たんぱく質 0.3 g
- 脂質 0.3 g
- 糖質 58.7 g
- 食塩 0.3 g
- ナトリウム 118 mg
- 食物繊維 29.2 g

コラム

電子レンジの活用

① 食品中の油を落とす

肉を電子レンジ専用のすのこに乗せて加熱する．加熱により溶け出した油が下に流れ落ちる．

② キッチンペーパーで油を吸収する

薄切りベーコンをペーパーに乗せて 1 枚 30～60 秒加熱する．カリカリのベーコンとなる．

③ 揚げ物の吸油量を低下させる

●調理法の違いによる豚ロースかつの衣の吸油量の比較

	通常調理	電子レンジ調理
材料	豚肉ロース切り身 5 枚（500 g） （厚さ 1 cm×タテ 15 cm）	
下ごしらえ	①衣をつける ・卵・水・小麦粉各 50 g を合せたもの（計 100 g 使用） ・パン粉（60 g 使用）	①ターンテーブルにキッチンペーパーを敷き，肉を置く（脂身を内側にして，2 枚を離して並べる） ②加熱（1 枚につき約 30 秒，加熱後の総重量 380 g） ③衣をつける ・卵・水・小麦粉各 50 g を合せたもの（計 90 g 使用） ・パン粉（40 g 使用）
揚げる	170℃で 2 分 30 秒加熱，裏返して 1 分 30 秒加熱（計 4 分）	175℃で 1 分 30 秒加熱，裏返して 1 分加熱（計 2 分 30 秒）
衣の重量（g/5 枚）	221.5 g	125.7 g
衣 100 g に対する脂質の比率（%）	38.7 %	33.8 %
衣の吸油量（g/1 枚）	17.1 g（153.9 kcal）	8.5 g（76.5 kcal）

④ 炒め油の量を減らす

●炒めるのに必要な油の量（2 人分）

	通常調理	電子レンジ調理
野菜炒め	大さじ 1½	小さじ 2
ほうれん草ときのこのソテー	大さじ 1½	大さじ ½
いりどり	大さじ 1 弱	小さじ 1

（じょうずに活用する電子レンジ通巻 3 号，味の素より）

テスト

砂糖の入れ方と甘味の感じ方

――わらびもちに使用する砂糖について――

【方法】 わらび粉と水の重量比が 1：5 で調製したわらびもちについて，砂糖の添加方法や添加量を変え，砂糖の味の感じ方の違いをテスト 1～4 の方法で比較した．

【結果】 テスト 1～4 の結果をまとめると，次表のようになった（n＝50）．

テスト 1　わらびもちのなかに砂糖を 10 % 入れたもの

甘すぎる	0(人)
やや甘い	0
ちょうどよい	0
やや薄い	4
薄い	46

テスト 2　わらびもちの外側に砂糖を 10 % みつにしてかけたもの

甘すぎる	41(人)
やや甘い	9
ちょうどよい	0
やや薄い	0
薄い	0

テスト 3　わらびもちのなかに砂糖を 20 % 入れたもの

甘すぎる	0(人)
やや甘い	2
ちょうどよい	40
やや薄い	8
薄い	0

テスト 4　わらびもちの外側に砂糖を 7 % みつにしてかけたもの

甘すぎる	0(人)
やや甘い	9
ちょうどよい	36
やや薄い	5
薄い	0

以上の結果から，なかに砂糖を入れる場合は 20 %，またなかに入れないで外側にかける場合は 7 %がちょうどおいしく食べられる甘さ加減であった．

このことから，かんてん，わらびもちなどの寄せ物では，外側に甘味をつけたほうが，甘味料が少なくても甘味を十分感じられることがわかった．

したがって，水分の多い甘味食品を選ぶとエネルギーを減らしやすい（**表1-7**）.

●低エネルギー甘味料の使い方

――調理特性とその注意――

低エネルギー甘味料は，種類によって味や甘味度が異なり，加熱や他の調味料の配合により影響されるので，その調理性を知って使う必要がある（**表1-8**）.

▶マービー（マルチトール）

① 顆粒状と液状とがある．いずれも砂糖より甘味度は低く，砂糖の80％である．

② エネルギーは2 kcal/gである．

③ 味はもっとも砂糖に似ていて，煮物，和え物，寄せ物など，ほとんどの料理に使用することができる．

④ 酢の物は多量に用いると酸味が薄くなる．すしには適している．

▶パルスイート（アスパルテーム）

① 甘味度は砂糖の2倍（容量），3倍（重量），エネルギーはゼロである．

② アスパルテームにエリスリトールを配合することにより，すっきりとした甘さになった．

③ 肉じゃがなどの加熱料理全般に利用できる商品もある．

表1-6 果糖の場合の甘味度

温　度	甘味度
10℃	140
40℃	100

（砂糖を100とする）

表1-7 甘味食品のショ糖濃度

食品名	ショ糖濃度(%)	水分(%)
飲み物（紅茶，コーヒー）	8～15	92～85
アイスクリーム	13～18	70～62
ジャム	60～65	35～25
水ようかん	30～40	60～50
かんてんゼリー	20～25	95～80
ぜんざい	30～35	80～70
練り切り棹物	30～50	55～35
練りようかん	50～60	30～25
ミルクキャラメル	62	8
氷砂糖	100	0

（松元文子．調理のための食品成分表．柴田書店；1989より）

表1-8 低エネルギー甘味料を使用した調理例

ワインゼリー	コーヒーゼリー
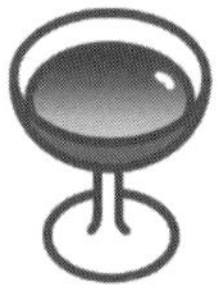	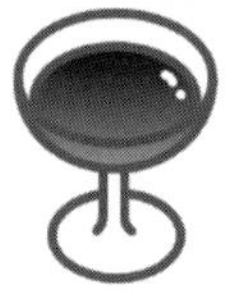
・ワインゼリーは甘味なしでつくる ・マルチトールシロップでみつをつくり，ゼリーの上にかける ・スプーンでゼリーを砕くと全体にみつの甘味がゆきわたる	・コーヒーゼリーは甘味なしでつくる ・上に低脂肪牛乳とアスパルテームみつをかける
カスタードプディング	**酢の物・すし飯**
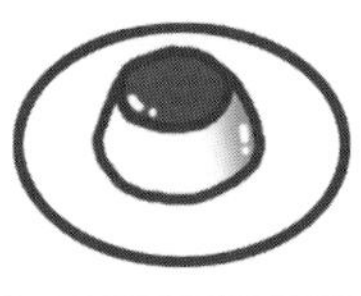	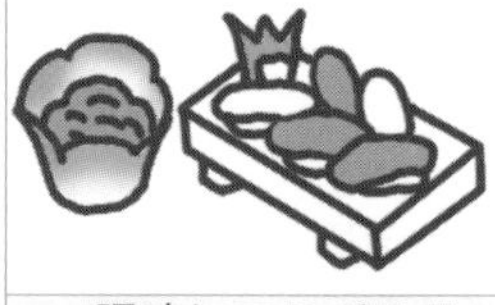
・プディングは甘味なしでつくる ・マルチトールシロップでカラメルソースを薄めにつくり，上にかける．カラメルソースの色が濃くなると苦い	・調味にアスパルテームを使うと甘味度が高いので，酸味は薄くならない

．健康づくりのための身体活動基準2013

・食事だけの減量は，脂肪とともに筋肉量も落ち，基礎代謝量が低下し，太りやすくやせにくくなる．生活習慣病などのリスクを減らすため，30分以上の運動を週2日以上行うことなどを推奨している．

▶ラカントＳ

① 羅漢果が原料で，甘味は砂糖の等倍である．エネルギーは 0.

② 顆粒状で羅漢果エキスにエリスリトールが 70～80 % 含有された甘味料である．

③ ラカントＳは腸で吸収されず，血糖値に影響をしない．

4 油脂の減らし方

●揚げ物の工夫

――吸油量の少ない揚げ方――（**表 1-9**）

① 衣は薄めにつくり，材料をおおう程度にできるだけ少なくつける．

② 吸油量を減らすためには，材料は大きめに切るほうがよい．小さく切るほど吸油量も増える（**表 1-10**）．

③ 衣の種類によって，吸油量が異なるので注意する（**表 1-11**）．

油をしみ込ませたパン粉を材料にかぶせてオーブントースターで焼くと，香ばしく揚げ物風にできる．

●その他の油料理の工夫

▶油炒め

・野菜はさっとゆでて水気を切り，炒める．

・野菜に油をふりかけ，電子レンジで加熱する．フライパン使用の場合より油が 1/2 量で

表 1-9 揚げ物の種類と吸油量

揚げ物の種類	吸油量(%)
素揚げ	
ししとうがらし	10
かぼちゃ	7
じゃがいも(くし切り)	2
から揚げ（小麦粉）	
小あじ	13
揚げ出しどうふ	6
豚もも	4
天ぷら	
えび	12
かぼちゃ（薄切り）	18
フライ	
アジフライ	22
豚ロースカツ	14
えびフライ	13

（女子栄養大学出版部．調理のためのベーシックデータ第 6 版．2022 より）

表 1-10 材料の切り方と吸油量

じゃがいも 100 g 素揚げの場合

切り方	吸油量(%)	切り方	吸油量(%)
くし形	2	薄切り（ポテトチップ）	15
拍子木	4		
せん切り（5 mm 角×5 cm）	5	極細せん切り	19

（女子栄養大学出版部．調理のためのベーシックデータ第 6 版．2022 より）

表 1-11 衣の種類と吸油量

たら 11 g の場合

揚げ物の種類	吸油量(%)	衣の種類	吸油量(%)
から揚げ	7	アーモンド衣	33
フリッター	6	クラッカー衣	33
フライ	10	はるさめ衣	35

（女子栄養大学出版部．調理のためのベーシックデータ第 6 版．2022 より）

肥満遺伝子

・エネルギー代謝に関連する遺伝子で，50 以上の関連遺伝子が発見されている．代表的な肥満遺伝子産物にはアドレナリン β_3 受容体，脱共役たんぱく質 1 があり，日本人のおよそ 3 人に 1 人がアドレナリン β_3 受容体に，およそ 4 人に 1 人が脱共役たんぱく質 1 に変異をもつとされている．

表 1-12　材料の切り方によるドレッシングの付着率

レタスに酢：油＝1：1のドレッシングをかけた場合

付着率（%）			
ごく細いせん切り	普通のせん切り	3 cm 角にちぎる	3 cm 角に切る
84	81	78	75

（女子栄養大学出版部．調理のためのベーシックデータ第6版．2022より）

表 1-13　ドレッシングの工夫

フルーツ入りドレッシング	マスタードドレッシング
キウイフルーツ（裏ごし）……70 g	粒マスタード……10 g
油……15 g（ワインビネガーと 1：1）	油……15 g（酢と 1：2）
ワインビネガー……15 g	酢……60 g
塩……2 g	塩……3 g
	こしょう……少々
15 g 当たり 25 kcal　食塩 2%	15 g 当たり 44 kcal　食塩 3.3%

香味野菜入りドレッシング	中華風ドレッシング
油……20 g（酢と 1：2）	すりごま……15 g
酢……40 g	ごま油……20 g（酢と 1：2）
おろしたまねぎ……40 g	酢……40 g
パセリ……少々	しょうゆ……20 g
塩……3 g	練りがらし……5 g
15 g 当たり 29 kcal　食塩 2.8%	15 g 当たり 46 kcal　食塩 3.3%

（市販フレンチドレッシング 15 g 当たり 56 kcal）

表 1-14　酢と油の割合によるドレッシングの付着率と口に入るエネルギー量

3 cm 角切りレタス 100 g（11 kcal）の場合

	15 g のドレッシングをかけたとき		
酢：油（重量比）	ドレッシング（kcal）	付着率（%）	口に入る油（kcal）
1：3	96	75	73
1：2	85	71	60
1：1	63	69	43

（女子栄養大学出版部．調理のためのベーシックデータ第6版．2022より）

すむ．

・大量調理に使用されるスチームコンベクションの場合は，油は 1/10 量で調理できる．

・フッ素樹脂加工のフライパンを使う．油は 1/2〜1/3 量でうまく調理できる．

▶ハーフバター・ハーフマヨネーズ

ハーフバターは脂質を減らして，でんぷんを加えているので，加熱料理には適さない．

▶ドレッシング

一般に，材料 100 g につきドレッシングを 15 g 使うが，材料の切り方により付着率は異なり（**表 1-12**），細いせん切りは多くなり，角切りは少なくなる．

また，スパイス，フルーツなどの香りや味を補うと，エネルギー量を下げ，おいしく食べられる（**表 1-13**）．

さらにドレッシングは，酢より油の多いほうが付着率も大きくなるので注意する（**表 1-14**）．

●肉類の調理の工夫

肉類は，部位により脂質の多いものがある．これらの脂質を減らしておいしく食べる工夫を試みることも必要である．

牛肉を例に，3 種類の調理法について，各部位のエネルギーと脂質の減少量を比べてみた．脂質の多く含まれる部位ほど，加熱中に溶出した脂質が網の下に落ちるので，網焼きの減少率が高い．また，部位によって多少異なるが，厚切りよりも薄切りにしたときのほうが，減少する場合が多い（p.41，図 2-1 参照）．

豚肉，鶏肉は，牛肉よりも融点が低いので，加熱した際に脂質が減少しやすい．

豚肉，鶏肉は油脂の融点が低いので，牛肉よりも油脂量は減少しやすい．

低エネルギー食の調理の工夫　まとめ

- カサを増やすために低エネルギー食品，水分の多い食品を使う．
- 低エネルギー甘味料（マービー，パルスイート，ラカントSなど）を利用する．
- 脂質の少ない部位や，脂質の減る調理法を選ぶ．
- 吸油量の少ない揚げ方（衣は薄く，切り方は大きく）を選ぶ．

食事計画と献立の実際

1　食事計画の手順

●基本的な考え方

食事計画の基本的な考え方は，適正量のたんぱく質を摂取し，炭水化物と脂質でエネルギーを減らすのが基本である．この場合エネルギーが低いので，たんぱく質エネルギー比率はやや上昇することになる．脂質量は，脂質エネルギー比率20～30％の範囲とする．エネルギーが下がることにより食事量が減少するので，低エネルギー食品を多く利用して，豊かな気分で食事ができるよう工夫する．

（例）エネルギー1,600 kcalの場合

●栄養成分の配分

① たんぱく質 65 g （エネルギー比率16％）
② 動物性たんぱく質　35～36 g
（動たん比率54～55％）
③ 脂質　39 g　（エネルギー比率22％）
④ 炭水化物　250 g（1,000 kcal）
（エネルギー比率62％）

●食品の配分

① 主食，いも，間食で炭水化物由来のエネルギー（900 kcal）を配分する．

いも（炭水化物の多い野菜を含む）	50 kcal相当量
間食（果物を含む）	50 kcal相当量
主食	800 kcal相当量

② 野菜量を決める．

緑黄色野菜	150 g
その他の野菜	200 g

③ 動物性食品の量を決める．
牛乳を200 gとする（牛乳たんぱく質量：6.6 g）
35～36－6.6≒29(g)
たんぱく質29 g相当量を魚介類，肉類，卵類で分けてとる．

④ 豆および豆製品の量を決める．
65－(35～36＋15＋6)≒9(g)
たんぱく質9 g相当量を豆および豆製品でとる．
35～36 g：動物性食品に由来するたんぱく質
15 g：主食に由来するたんぱく質
6 g：野菜，いも，果物に由来するたんぱく質

⑤ 添加油脂量を決める．

添加油脂量＝39－(a＋b＋c)
a：主食に由来する脂質
b：たんぱく質性食品に由来する脂質
c：その他の食品に由来する脂質（約1g）

●まとめ

以上をまとめて，基本食と比較したのが**表1-15**である．

表1-15　基本食と低エネルギー食の栄養成分と食品の配分

	基本食	低エネルギー食
エネルギー たんぱく質 脂　質	2,000 kcal 65 g 55 g	1,600 kcal 65 g 39 g
いも（炭水化物の多い野菜を含む） 間食（果物を含む） 主　食	50 kcal 相当量 200～250 kcal 相当量 900 kcal 相当量	50 kcal 相当量 50 kcal 相当量 800 kcal 相当量
緑黄色野菜 その他の野菜	150 g 200 g	150 g 200 g
牛　乳 魚介類，肉類，卵類	200 g たんぱく質 26 g 相当量	200 g たんぱく質 29 g 相当量
豆および豆製品	たんぱく質 7 g 相当量	たんぱく質 9 g 相当量
添加油脂	(55 g)－(他の食品由来の脂質)	(39 g)－(他の食品由来の脂質)

・以上のように主食，間食でエネルギーを減らす
・主食由来のたんぱく質が減ったので，豆類で増やした
・カサを増やすためにきのこ類，海藻類を増やした

2　低エネルギー食の献立例

基本食（p.22，23の例1,3）から低エネルギー食への展開を**表1-16，17**に示した．

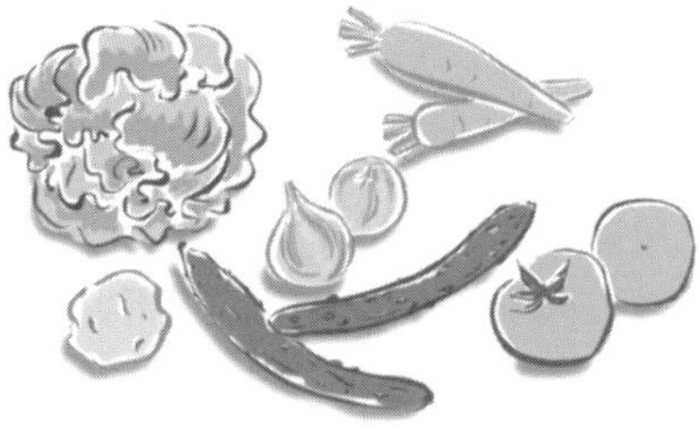

表 1-16　基本食より低エネルギー食への展開（1）

エネルギー 2,000 kcal，たんぱく質 65 g → エネルギー 1,600 kcal，たんぱく質 65 g

	基本食（例 1）		(g)	低エネルギー食		(g)	展開のヒント
朝食	パン	食パン	100	パン	食パン	80	・パンを減らす
	ジャム	いちごジャム	20	ジャム	いちごジャム	10	・ジャムを減らす
	野菜とゆで卵のサラダ	きゅうり	30	野菜とゆで卵のサラダ	きゅうり	30	
		トマト	30		トマト	30	
		卵	25		卵	25	
		ドレッシング	15		塩	0.2	・ドレッシングをやめて塩とこしょうにする
					こしょう	少々	
	牛乳	牛乳	200	牛乳	牛乳	200	
	果物	グレープフルーツ	80				・果物を間食にまわす
昼食	ご飯	ご飯	200	ご飯	ご飯	180	・ご飯を 180 g に減らす
	さばの塩焼き	さば	80	さばの塩焼き	さば	80	
		塩	0.3		塩	0.3	
	つけ合わせ	かぶ	20	つけ合わせ	かぶ	20	
		酢	2		酢	2	
		塩	0.2		塩	0.2	
	根菜の炒め煮	こんにゃく	30	根菜の炒め煮	こんにゃく	30	
		ごぼう	30		ごぼう	30	
		さといも	40		さといも	40	
		にんじん	20		にんじん	20	
		グリンピース	3		グリンピース	3	
		油	4		油	3	
		砂糖	3		砂糖	3	
		しょうゆ	6		しょうゆ	6	
	ほうれん草のおひたし	ほうれん草	40	ほうれん草のおひたし	ほうれん草	40	
		えのきたけ	20		えのきたけ	20	
		ごま	2		ごま	2	
		しょうゆ	4		しょうゆ	4	
	冷やしとうふ	とうふ（絹ごし）	70	冷やしとうふ	とうふ（絹ごし）	70	
		葉ねぎ	3		葉ねぎ	3	
		しょうゆ	3		しょうゆ	3	
夕食	ご飯	ご飯	200	ご飯	ご飯	180	・ご飯を 180 g に減らす
	とんかつ	豚（かた・皮下脂肪なし）	60	チキンピカタ	鶏肉（もも・皮なし）	60	・豚肉は脂身なしでも肉の繊維の間に脂質が多いので，皮を除いた鶏肉を使用し，ピカタにする
		塩	0.1		塩	0.2	
		こしょう	少々		こしょう	少々	
		小麦粉	4		小麦粉	3	
		パン粉	8		卵	10	
		揚げ油	10		油	4	
		卵	10				
	カクテルソース	トマトケチャップ	7	カクテルソース	トマトケチャップ	7	
		ウスターソース	3		ウスターソース	3	
	なすのソテー	なす	50	焼きなす	なす	50	・なすは焼きなすにする
		塩	0.2		ぶなしめじ	30	・カサを増やすため，しめじを加える
		こしょう	少々		塩	0.3	
		油	5		こしょう	少々	
		レタス	10		レタス	10	
	こまつ菜の酢みそ和え	こまつ菜	50	こまつ菜の酢みそ和え	こまつ菜	50	
		生わかめ	10		生わかめ	10	
		白みそ	8		白みそ	8	
		砂糖	3		砂糖	3	
		酢	5		酢	5	
	野菜スープ	たまねぎ	30	野菜スープ	たまねぎ	30	
		にんじん	10		にんじん	10	
		じゃがいも	40		じゃがいも	40	
		固形スープ	1.3		固形スープ	1.3	
		水	100		水	100	
	果物	いちご	20	果物	いちご	100	
栄養量	エネルギー 1,903 kcal たんぱく質 67 g 動たん比率 54 % 脂質 58 g 食塩相当量 7.3 g	エネルギー比率（%） P 14，F 28，C 58 飽和脂肪酸 7		エネルギー 1,571 kcal たんぱく質 63 g 動たん比率 56 % 脂質 38 g 食塩相当量 6.5 g	エネルギー比率（%） P 16，F 22，C 62 飽和脂肪酸 7		

表 1-17　基本食より低エネルギー食への展開（2）

エネルギー 2,000 kcal，たんぱく質 65 g → エネルギー 1,600 kcal，たんぱく質 65 g

	基本食（例 3）		(g)	低エネルギー食		(g)	展開のヒント
朝食	ご　飯	ご　飯	200	ご　飯	ご　飯	180	・ご飯を 180 g に減らす
	なっとう	なっとう（ひきわり）	30	なっとう	なっとう（ひきわり）	30	
		葉ねぎ	3		葉ねぎ	3	
		しょうゆ	2		しょうゆ	2	
	こまつ菜のごま和え	こまつ菜	60	こまつ菜のごま和え	こまつ菜	60	
		ご　ま	2		ご　ま	2	
		しょうゆ	3		しょうゆ	3	
	さといものみそ汁	さといも	40	さといものみそ汁	さといも	40	
		だいこん	20		だいこん	20	
		み　そ	10		乾燥わかめ	1	
		だし汁	150		み　そ	10	
					だし汁	150	
昼食	天ぷらうどん	うどん	200	かやくうどん	うどん	180	・天ぷらうどんをかやくうどんにかえる ・うどんを 180 g に減らす ・若鶏はエネルギーの少ないむね肉にかえる
		若鶏（もも・皮つき）	50		若鶏（むね・皮つき）	40	
		えび（ブラックタイガー）	20		えび（ブラックタイガー）	20	
		小麦粉	10		たけのこ（水煮）	20	
		生しいたけ	15		生しいたけ	15	
		はくさい	20		はくさい	20	
		葉ねぎ	20		ぶなしめじ	30	・しめじを追加してボリューム感を出す
		砂　糖	7		葉ねぎ	20	
		しょうゆ	12		砂　糖	5	
		揚げ油	10		しょうゆ	10	
		だし汁	200		だし汁	180	
	もやしの酢の物	もやし	60	もやしの酢の物	もやし	60	
		ハム（ロース）	15		ハム（プレス）	15	・エネルギーを減らすため，ロースハムをプレスハムにかえる
		にんじん	10		にんじん	10	
		卵（錦糸）	25		卵（錦糸）	25	
		ごま油	5		ご　ま	2	・ごま油をごまにかえる
		砂　糖	3		砂　糖	3	
		塩	0.2		塩	0.2	
		酢	5		酢	5	
夕食	ご　飯	ご　飯	230	ご　飯	ご　飯	180	・ご飯を 180 g に減らす
	さけの南蛮漬け	さけ（しろさけ）	70	さけの南蛮漬け	さけ（しろさけ）	70	
		小麦粉	3		小麦粉	3	
		揚げ油	8		揚げ油	8	
		たまねぎ	30		たまねぎ	30	
		にんじん	10		にんじん	10	
		レモン	5		レモン	5	
		砂　糖	2.5		砂　糖	3	
		酢	5		酢	6	
		塩	0.3		塩	0.4	
	炊き合わせ	かぼちゃ（日本）	70	炊き合わせ	かぼちゃ（日本）	40	・かぼちゃを 40 g に減らしてこんにゃくを増やす
		ふ　き	40		ふ　き	40	
		こんにゃく	40		こんにゃく	70	
		砂　糖	3		砂　糖	3	
		しょうゆ	6		しょうゆ	6	
	ながいもの酢の物	ながいも	40	きゅうりの酢の物	きゅうり	50	・ながいもはエネルギーが多いので，きゅうりにかえる
		酢	5		油揚げ	10	
		の　り	0.1		酢	5	
		塩	0.2		の　り	0.1	
	果　物	バナナ	100		しょうゆ	2	
				果　物	バナナ	100	
間食	牛　乳	牛　乳	200	牛　乳	牛　乳	200	
栄養量	エネルギー 1,902 kcal	エネルギー比率（%）		エネルギー 1,577 kcal	エネルギー比率（%）		
	たんぱく質 67 g	P 14，F 24，C 62		たんぱく質 65 g	P 17，F 19，C 64		
	動たん比率 55 %	飽和脂肪酸	6	動たん比率 53 %	飽和脂肪酸	5	
	脂　質 51 g			脂　質 34 g			
	食塩相当量 7.4 g			食塩相当量 7.3 g			

2

脂質コントロールのための調理

目的

❖ 脂質コントロール食は，脂質の消化吸収の能力が低下している場合や脂質代謝の改善のために用いられるものである．われわれが日常油脂として食べている多くは中性脂肪であり，グリセロールの1,2,3位にいろいろな脂肪酸が結合したトリグリセライド（TG）の混合物である．

❖ 脂質の栄養機能には①効率的なエネルギー源，②脂溶性ビタミンの担体，吸収促進，③必須脂肪酸としての機能，④細胞膜の構成成分，性ホルモン，ステロイドホルモンなどの前駆体，⑤嗜好性と満腹感などがあげられる．

❖ しかし，わが国の食生活の変化によって脂質のとりすぎが心配されるようになり，健常者に推奨される脂質量は，エネルギー比率20～30％とされている．

❖ 臨床上，脂質制限が必要な疾病には，脂質摂取量を減じ，たんぱく質を充足させたうえで，炭水化物をエネルギーの必要量まで増加させることを基本としている．たとえば，肝臓機能不全では脂質吸収能低下，肝炎・胆道系疾患では胆汁排泄低下，胃腸疾患では消化吸収能力の低下，下痢では腸粘膜の刺激防止などが脂質摂取量制限のおもな目的である．

❖ 血液中のリポたんぱくの性状に異常が生じた脂質異常症の場合は，脂質摂取量の制限とともに飽和，多価不飽和脂肪酸（n-3，n-6系脂肪酸）のバランス摂取，コレステロール（LDLとHDL）やTGの調節など，質のコントロールが重要で動脈硬化の改善に役立つ．

低脂質食（脂質の量を減らす場合）

適応症

肝炎　脂肪肝　膵炎　胆嚢疾患　肥満症
脂質異常症　胃腸疾患　下痢症

考え方

脂質（脂肪，油脂）はエネルギー源として炭水化物やたんぱく質よりも2倍以上のエネルギーが供給できる重要な栄養素である．低エネルギー食を考える場合，必須脂肪酸は体内で合成できないので，食事から摂取する．n-6系，n-3系は必要性を考えて，目安量（p.43脚注参照）が示されている．

臨床上，脂質を減らす場合のエネルギー配分は，脂質を適切な制限量まで減らし，たんぱく質は必要量を確保して，炭水化物によって調整するのが原則である．また，脂質は制限量をまとめ使いせず，毎回の食事に配分し，各料理に分けて使うと，脂質摂取の影響は少ない．なお，脂質制限が必要な疾病は多様で，制限量も病態により異なるので注意する．胃腸疾患には乳化型油脂，膵臓機能不全，胆道性疾患には中鎖脂肪酸（MCT）（p.48，49参照）がよいなど，制限目的を理解することも大切である．

食品の選び方

1　炭水化物食品のとり方の工夫をする

主食のみで考えるのでなく，副菜，間食を含めてじょうずに利用する．

2　脂質の少ない食品を選ぶ（p.25参照）

3　脂質の多いものは胃のなかの滞留時間が長いので注意する

胃腸疾患の場合は，脂質量の制限と同時に刺激が少なく水分の多い，軟らかく消化のよいものがよい（p.99，表5-1参照）．

調理上の注意と工夫

① 揚げ物，炒め物などの調理法は避ける（p.28，表1-4参照）．肉類の脂質量は調理法，切り方によって増減する（**図2-1**）．
② 油脂を使うときは，少量多品目に使う．また，卵黄，マヨネーズ，バター，ホワイトソースなどの乳化脂肪を使う．
③ 間食で，脂質の制限によって低下したエネルギーを補う．蒸しパン，わらびもち，ブラマンジェなどをとり入れる．

低脂質食の調理の工夫　まとめ

- 脂質量の少ない食品を選ぶ．
- 油脂を多く使う料理を制限する．
- 油脂は少量，多品目で使う．
- 間食でエネルギーの低下を防ぐ．

食事計画と献立の実際

1　食事計画の手順

●基本的な考え方

疾病の種類，症状によって制限する脂質の

脂質を制限する場合の要点

・必須脂肪酸と脂溶性ビタミンのとり方に注意する．

必須脂肪酸

・リノール酸（C 18：2　n-6）
・アラキドン酸（C 20：4　n-6）
・α-リノレン酸（C 18：3　n-3）

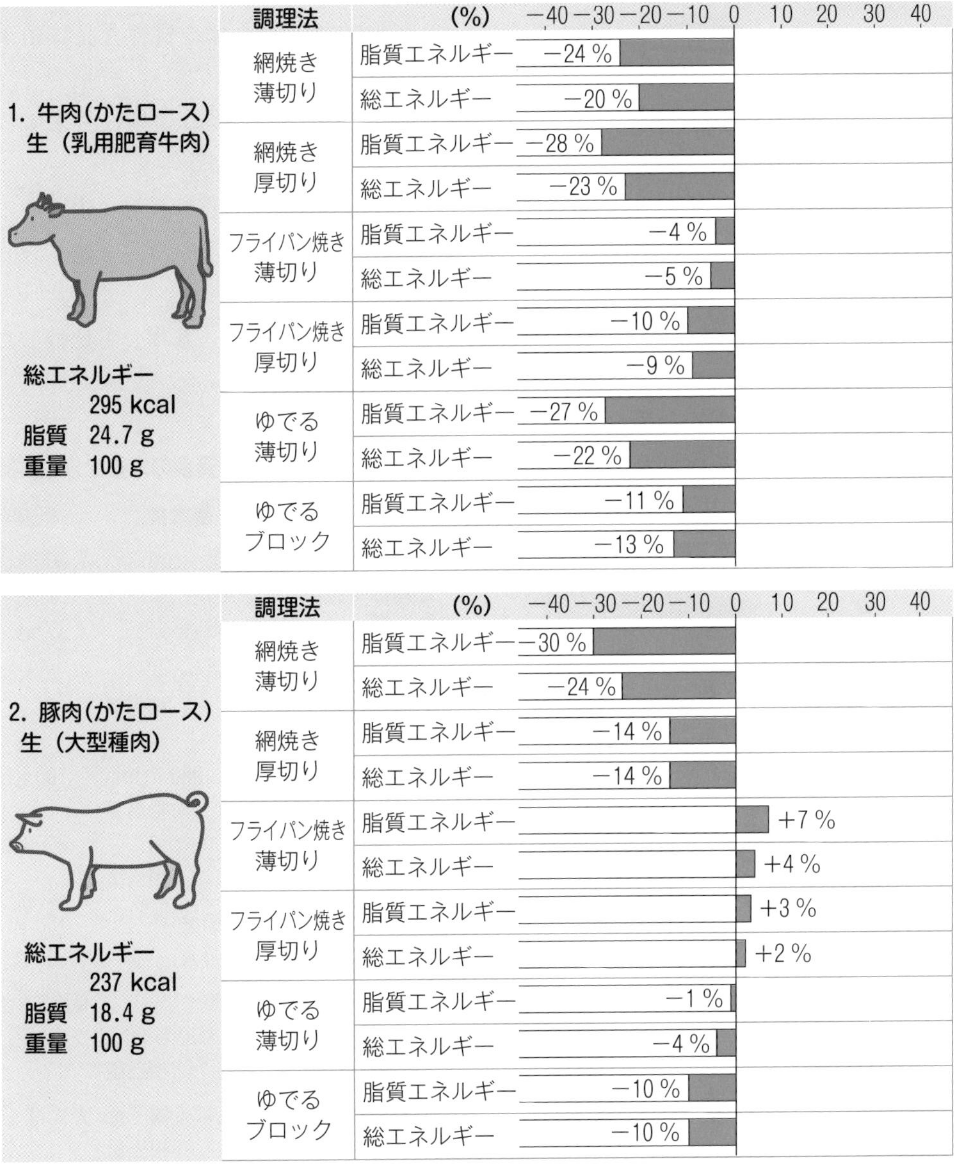

・加熱調理による総エネルギー量の変化は，脂質の変化にほぼ比例する．たんぱく質や無機質，ビタミン類の損失は少なく，総エネルギー量への影響はごくわずかである．
・総エネルギー量や脂質エネルギー量において，調理後のほうが増加しているのは，調理に使用した脂質が加わったり，衣などに調理油が吸収されるなどしたものと考えられる．

図 2-1　食肉 100 g の調理による総エネルギー，脂質エネルギーの変化率

（女子栄養大学出版部．調理のためのベーシックデータ第 6 版を参考に作成）

量は異なる．ただし，一般的にエネルギー量も同時に減少することが多い．この場合はたんぱく質を減らさないことが原則で，たんぱく質エネルギー比率は基本食より上昇すると考えられる．

（例）エネルギー 1,600 kcal，脂質 30 g の場合

●栄養成分の配分

① たんぱく質 65 g（エネルギー比率 16 %）
② 動物性たんぱく質　35〜36 g
（動たん比率 54〜55 %）
③ 脂質　30 g　（エネルギー比率 17 %）
④ 炭水化物 260 g（エネルギー比率 67 %）

●食品の配分

① 主食，いも，間食で炭水化物由来のエネルギー（900〜1,000 kcal）を配分する．
いも（炭水化物の多い野菜を含む）
50 kcal 相当量
間食（果物を含む） 100 kcal 相当量
主食 800 kcal 相当量

② 野菜量を決める．
緑黄色野菜　150 g
その他の野菜　200 g

③ 動物性食品の量を決める．脂質の少ない食品を選ぶ．
低脂肪牛乳 200 g とする（たんぱく質量 7.6 g）．
35〜36－7.6≒27(g)
たんぱく質 27 g 相当量を魚介類，肉類，卵類に分けてとる．

④ 豆および豆製品の量を決める．
65－(35〜36＋17＋6)≒7(g)
たんぱく質 7 g 相当量を豆および豆製品でとる．
35〜36 g：動物性食品に由来するたんぱく質
17 g：主食に由来するたんぱく質
6 g：野菜，いも，果物に由来するたんぱく質

⑤ 添加油脂量を決める．
添加油脂量＝30－(a＋b＋c)
a：主食に由来する脂質
b：たんぱく質性食品に由来する脂質
c：その他の食品に由来する脂質（約 1 g）
たんぱく質性食品に由来するものは脂質の少ない食品を選ぶ．

●まとめ

以上をまとめて，基本食と比較したのが**表 2-1** である．

表 2-1　基本食と低脂質食の栄養成分と食品の配分

	基本食	低脂質食
エネルギー	2,000 kcal	1,600 kcal
たんぱく質	65 g	65 g
脂　質	55 g	30 g
いも（炭水化物の多い野菜を含む）	50 kcal 相当量	50 kcal 相当量
間食（果物を含む）	200〜250 kcal 相当量	100 kcal 相当量
主　食	900 kcal 相当量	800 kcal 相当量
緑黄色野菜	150 g	150 g
その他の野菜	200 g	200 g
牛　乳	200 g	低脂肪牛乳 200 g
魚介類，肉類，卵類	たんぱく質 26 g 相当量	たんぱく質 27 g 相当量
豆および豆製品	たんぱく質 7 g 相当量	たんぱく質 7 g 相当量
添加油脂	(55 g)－(他の食品由来の脂質)	(30 g)－(他の食品由来の脂質)

・脂質の少ない食品を選ぶ．少ない添加油脂で料理に変化がつけられる
・料理のカサを増やすためにきのこ類，海藻類を適量，別にとることが望ましい

2　低脂質食の献立

基本食（p.23 の例 2）から，低脂質食への献立の展開を**表 2-2** に示した．

表 2-2　基本食より低脂質食への展開

エネルギー 2,000 kcal，たんぱく質 65 g，脂質 55 g → エネルギー 1,600 kcal，たんぱく質 65 g，脂質 30 g

	基本食（例 2）		(g)	低脂質食		(g)	展開のヒント
朝食	ご　飯	ご　飯	200	ご　飯	ご　飯	180	・ご飯を 180 g に減らす
	高野どうふの含め煮	高野どうふ	5	高野どうふの含め煮	高野どうふ	5	
		さやいんげん	20		さやいんげん	20	
		砂　糖	3		砂　糖	3	
		しょうゆ	4		しょうゆ	4	
	なすとわかめのみそ汁	な　す	30	なすとわかめのみそ汁	な　す	30	
		生わかめ	5		生わかめ	5	
		み　そ	10		み　そ	10	
		だし汁	150		だし汁	150	
	漬け物	小かぶ漬け（皮つき）	15	漬け物	小かぶ漬け（皮つき）	15	
昼食	ご　飯	ご　飯	200	ご　飯	ご　飯	180	・ご飯を 180 g に減らす
	鶏のから揚げ	若鶏（もも・皮つき）	70	焼き鳥	若鶏（もも・皮つき）	70	・から揚げを焼き鳥にかえる
		ピーマン	20		ピーマン	20	
		しょうゆ	4		しょうゆ	3	
		片栗粉	5				
		揚げ油	6				
	ブロッコリーのサラダ	ブロッコリー	40	ブロッコリーのサラダ	ブロッコリー	40	
		ドレッシング	7		ドレッシング	7	
		レモン	10		レモン	10	
	もやしのナムル	もやし	60	もやしのナムル	もやし	60	
		にんじん	15		にんじん	15	
		スイートコーン	10		スイートコーン	10	
		葉ねぎ	3		葉ねぎ	3	
		しょうが	3		しょうが	3	
		ごま油	5		ご　ま	2	・ごま油をごまにかえる
		しょうゆ	3		しょうゆ	3	
	ほうれん草の卵とじ	卵	50	ほうれん草の卵とじ	卵	50	
		ほうれん草	20		ほうれん草	20	
		生しいたけ	10		生しいたけ	10	
		しょうゆ	4		しょうゆ	4	
		だし汁	10		だし汁	10	
夕食	ご　飯	ご　飯	200	ご　飯	ご　飯	180	・ご飯を 180 g に減らす
	ぶりの照り焼き	ぶ　り	80	たいの煮付け	た　い	50	・ぶりをたいにかえ，50 g にする
		みりん	2		焼き豆腐	50	・焼き豆腐を追加する
		しょうゆ	4		みりん	6	
		さといも	70		しょうゆ	6	
		オクラ	15		砂　糖	3	
	野菜の炒め煮	にんじん	15	野菜の煮物	さといも	70	・炒め煮を煮物にかえる
		たけのこ	20		オクラ	15	
		油	4		にんじん	15	
		砂　糖	3		たけのこ	20	
		しょうゆ	6		砂　糖	3	
					しょうゆ	6	
	はくさいの酢の物	はくさい	60	はくさいの酢の物	はくさい	60	
		の　り	0.5		の　り	0.5	
		酢	6		酢	6	
		砂　糖	2		砂　糖	2	
		しょうゆ	2		しょうゆ	2	
	果　物	みかん	100	果　物	みかん	100	
間食	牛　乳	牛　乳	200	牛　乳	低脂肪乳	200	・牛乳は低脂肪乳にかえる
栄養量	エネルギー 1,902 kcal たんぱく質 68 g 動たん比率 58 % 脂　質 53 g 食塩相当量 7.1 g	エネルギー比率（%） P 14，F 25，C 61 飽和脂肪酸 7		エネルギー 1,582 kcal たんぱく質 65 g 動たん比率 52 % 脂　質 29 g 食塩相当量 7.4 g	エネルギー比率（%） P 17，F 17，C 66 飽和脂肪酸 4		

総脂質
- 脂質（目標量 %エネルギー）
  1 歳以上：（男女）20～30
- 飽和脂肪酸（目標量 %エネルギー）
  18 歳以上：（男女）7 以下

- n-6 系脂肪酸（目安量 g/日）
  18～29 歳：男性 11，女性 8
  30～64 歳：男性 10，女性 8
  65～74 歳：男性 9，女性 8
  75 歳以上：男性 8，女性 7

- n-3 系脂肪酸（目安量 g/日）
  18～29 歳：男性 2.0，女性 1.6
  30～49 歳：男性 2.0，女性 1.6
  50～64 歳：男性 2.2，女性 1.9
  65～74 歳：男性 2.2，女性 2.0
  75 歳以上：男性 2.1，女性 1.8

（食事摂取基準 2020 年版より）

脂質の質のコントロール食

適応症

肥満症　糖尿病　脂質異常症　高血圧

考え方

脂質摂取の増加にともない脂質異常をきたすと，脳血管障害や心血管系疾患など動脈硬化性疾患のリスクが高くなる．ことに虚血性心疾患を中心とした心血管系疾患による死亡は，がんと並んで増加している．

この動脈硬化性疾患の発症・進展は多様な危険因子の重なりにより生じるが，治療の基本は生活習慣の改善であると考えられている．なかでも，食生活の是正は生活習慣改善の根本をなすものである．日本動脈硬化学会の「動脈硬化性疾患予防ガイドライン 2022 年版」の報告にそって，食生活是正についてポイントをまとめると，次のようになる．

① 総エネルギー摂取量（kcal/日）は，一般に目標とする体重（kg，（身長 m）^{2}×22）×身体活動量（軽い労作で 25～30，普通の労作で 30～35，重い労作で 35～）とする．

② 脂質エネルギー比率を 20～25 %，飽和脂肪酸エネルギー比率を 7 %未満，コレステロール摂取量を 200 mg/日未満に抑える．

③ 魚類由来の n-3 系多価不飽和脂肪酸の摂取を増やす．

④ 工業由来のトランス脂肪酸の摂取を控える．

⑤ 炭水化物エネルギー比率を 50～60 %とし，食物繊維は 25 g/日以上の摂取を目標とする．

⑥ アルコールの過剰摂取を控え，25 g/日以下に抑える．

⑦ 食塩の摂取は 6 g/日未満を目標にする．

●メタボリックシンドローム（内臓脂肪症候群）

飽食と運動不足によって生じる過栄養など生活習慣の乱れが原因で内臓に脂肪（腹腔内脂肪）が蓄積すると，この内臓脂肪蓄積による肥満によって代謝のバランスが崩れるようになり，高血圧，高血糖，脂質異常症を呈する．この危険因子が集積した病態は“メタボリックシンドローム”と名付けられ，診断基準が作成された（**図 2-2，表 2-3**）．

わが国の成人のうち，メタボリックシンドロームが強く疑われている者と予備群を合わせると，40～74 歳で男性の約 2 人に 1 人，女性は約 5 人に 1 人にのぼるとされている（厚生労働省，2006）．内臓脂肪を減少させることで発症リスクを低減させることができる．

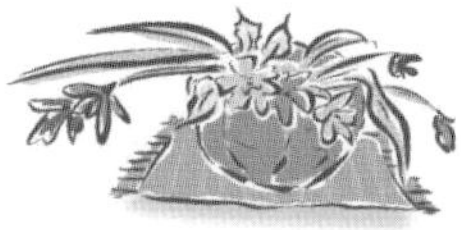

おもな植物油の性質と調理

・一価不飽和脂肪酸（n-9 系）　体内で作ることができる

（例）オリーブ油・米油・菜種油など：オリーブ油はオレイン酸を多く含む．

…酸化安定性が高いため，熱に強く揚げ物や炒め物に適している．エキストラバージンオイルはポリフェノール類，βカロチンが多いが加熱により失われやすい．生で食べるサラダドレッシング，マリネ，カルパッチョが適している．

・多価不飽和脂肪酸（n-3 系［α-リノレイン酸，DHA，EPA］，n-6 系［リノール酸］）　体内で作れない

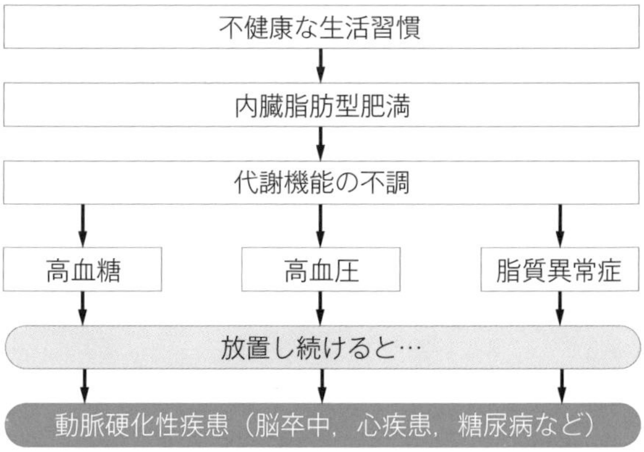

図 2-2　メタボリックシンドロームの概念
（厚生労働省，2005）

表 2-3　メタボリックシンドロームの診断基準

必須項目
内臓脂肪蓄積 ウエスト周囲長　男性≧85 cm，女性≧90 cm （内臓脂肪面積　男女とも≧100 cm^2 に相当）

選択項目　以下のうち 2 項目以上（男女とも）	
高トリグリセライド血症 かつ/または 低 HDL コレステロール血症	≧150 mg/dL <40 mg/dL
収縮期（最大）血圧 かつ/または 拡張期（最小）血圧	≧130 mmHg ≧85 mmHg
空腹時高血糖	≧110 mg/dL

・CT スキャンなどで内臓脂肪量測定を行うことが望ましい
・ウエスト周囲長は立ったまま，軽く息をはいた状態で臍周りを測定する
・高トリグリセライド血症，低 HDL コレステロール血症，高血圧，糖尿病に対する薬剤治療を受けている場合は，それぞれの項目に含める
（日本内科学会，2005 を参考に作成）

食品の選び方

適正な脂肪酸摂取比率を保つ場合

1　脂質のエネルギー比率 20～30 %の範囲を超えないこと．コレステロールの多い食品を避ける（**表 2-5**）

2　脂肪酸の適正比率を保つ

脂肪酸組成を考えて食品を選ぶことが大切である（**表 2-4～6**）．

表 2-4　おもな脂肪酸の分類と多く含まれる食品

分類			脂質の分類	多く含まれる食品
飽和脂肪酸			パルミチン酸	豚脂，牛脂，バター，パーム油，やし油など
			ステアリン酸	
			ラウリン酸	
			ミリスチン酸	
不飽和脂肪酸	一価不飽和脂肪酸	n-9 系脂肪酸	オレイン酸	オリーブ油，菜種油，マカダミアナッツなど
	多価不飽和脂肪酸	n-6 系脂肪酸	リノール酸	紅花油，ごま油，ひまわり油，大豆油，くるみなど
			γ-リノレン酸	月見草油，母乳など
			アラキドン酸	レバー，卵白など
		n-3 系脂肪酸	α-リノレン酸	えごま油，あまに油，しそ油など
			DHA	ほんまぐろ脂身，ぶり，さば，うなぎなど
			EPA (IPA)	養殖はまち，まいわし，ほんまぐろ脂身など

（例）あまに（亜麻仁）油（種子を絞った油）：α-リノレイン酸　5,700 mg/100 g 含有
えごま油（種子を絞った油）：α-リノレイン酸　5,800 mg/100 g 含有
…これらは酸化しやすいため，加熱料理には適さない．食品に直接かけて使うことが多いので使用量に注意すること．
青魚に多く含まれる油：DHA，EPA が多く含まれる．（表 2-7，8 参照）
サラダ油，大豆油など：n-6 系（リノール酸）の油．
…健康保持のため，性質の異なる油を組み合わせることがよい．（食事摂取基準 2020 年版参照）

表 2-5　食品のエネルギー，脂質，脂肪酸組成，コレステロール

（100 g 中）

		エネルギー（kcal）	脂　質（g）	脂肪酸（g）		コレステロール（mg）
				飽和	多価不飽和	
牛肉	ばら脂身つき（和牛）	472	45.6	15.54	1.12	98
	もも赤肉（和牛）	176	9.7	3.53	0.39	70
	サーロイン皮下脂肪なし（和牛）	422	39.8	14.68	1.01	83
豚肉	ばら（大型種）	366	34.9	14.6	3.5	70
	ヒレ（大型種）	118	3.3	1.29	0.46	59
鶏肉	もも皮つき（若鶏）	190	13.5	4.37	1.85	89
	もも皮なし（若鶏）	113	4.3	1.38	0.71	87
魚類	まいわし	156	7.3	2.55	2.38	67
	まだい（天然）	129	4.6	1.47	1.33	65
大豆	だいず（乾燥）（国産）	372	18.6	2.59	10.38	Tr
	豆腐（木綿）	73	4.5	0.79	2.6	0
	糸引きなっとう	190	9.7	1.45	5.65	Tr
牛乳	普通牛乳	61	3.5	2.33	0.12	12
	脱脂粉乳（国産）10 % 液	35	0.1	0.04	Tr	2.5
油脂	植物油（大豆）	885	97	14.87	55.77	1
	植物油（オリーブ）	894	98.9	13.29	7.24	0
	バター（有塩）	700	74.5	50.45	2.14	210
	マヨネーズ（卵黄型）	668	72.8	10.37	31.54	140
卵類	鶏卵（全卵，生）	142	9.3	3.12	1.43	370
	鶏卵（卵黄，生）	336	28.2	9.39	4.54	1,200
	イクラ	252	11.7	2.42	4.97	480
	かずのこ（生）	139	3.4	0.85	1.45	370

·Tr ＝微量

（日本食品標準成分表 2020〈八訂〉より）

表 2-6　日常よく使う食品の飽和脂肪酸含有量

（100 g/g）

食品名	含有量	食品名	含有量	食品名	含有量
クリーム（乳脂肪）	26.28	輸入牛肩ロース肉（脂身つき）	7.54	若鶏むね肉（皮なし）	0.45
クリームチーズ	20.26	ベーコン	14.81	若鶏ささみ肉	0.17
プロセスチーズ	16.00	ウインナーソーセージ	10.98	さんま（皮つき，生）	4.84
クリーム（植物性）	26.61	豚ばら肉（脂身つき）	14.60	まさば（生）	4.57
アイスクリーム（普通脂肪）	4.64	豚ロース肉（脂身つき）	32.03	まあじ（皮つき，生）	1.10
牛サーロイン肉（脂身つき）	16.29	若鶏もも肉（皮つき）	4.37	べにざけ（生）	0.81
輸入牛バラ肉	13.05	若鶏むね肉（皮つき）	1.53	ブラックタイガー（養殖，生）	0.04
牛肩ロース肉	8.28	若鶏もも肉（皮なし）	1.38	まだら（生）	0.03

（日本食品標準成分表 2020〈八訂〉より）

脂肪組織の働き

・脂肪細胞からは，アディポサイトカインというホルモンが分泌されている．内臓脂肪が増加すると悪玉アディポサイトカインが増加し，善玉アディポサイトカインが減少する．善玉は，タバコ，高血圧，高血糖，脂質異常症などにより，少しずつ傷つけられた血管を修復して生活習慣病の予防に役立つ．悪玉は複数の生活習慣病の合併を引き起こし，動脈硬化の進展につながると考えられている．

・脂肪細胞でも皮下脂肪は長期のエネルギー貯蔵に適し，消化器官周辺にある．内臓脂肪は短期間の貯蔵に向く．皮下脂肪は女性に，内臓脂肪は男性につきやすい．

3 エイコサペンタエン酸（EPA）とドコサヘキサエン酸（DHA）の含有量に留意する

n-3系の多価不飽和脂肪酸に多く含有されるEPAやDHAは，特異的な生理機能をもった油脂なので，1 g/日以上（魚90 g程度）を摂取することが望ましい（**表2-7**）．

EPAやDHAはさんま，さば，まぐろ，はまち，ぶりなど背の青い魚に多く含まれている．しかし，魚によって含有量が異なるので，また旬のもののほうがEPA，DHAが多いので，バランスをとるためにはいろいろな魚を食べるのがよい（**表2-8**）．

不飽和結合の数が多い脂肪酸であるため酸化しやすいので，できるだけ新鮮なものを選ぶようにする（冷凍2～3日，チルド1日）．

4 添加油脂として使用される植物油脂の脂肪酸構成に留意する

植物油は一般的にn-6系リノール酸を多く含むが，**表2-4**に示すようにその構成はやや異なる．とくに日本人は脂質摂取全体の約25％を植物油からとっていて，摂取量1，2位の大豆油となたね油が約60％を占める．両者とも，n-6系リノール酸とともにn-3系α-リノレン酸の供給源として重要である．オリーブ油はモノ不飽和脂肪酸の含有量が多い．摂取量3位のパーム油は，加工用としての用途が広い．パーム油の利用はマーガリンなど水素添加油脂に含まれるトランス酸の摂取増加を抑えるという意味で効果がある．

5 抗酸化作用をもつビタミン，カテキンなどをとる

多価不飽和脂肪酸は酸化しやすく，酸化生成物の過酸化脂質は動脈硬化や老化を促進させる．その生成の抑制のためビタミンE，ビタミンC，カロテンなど抗酸化作用をもつビタミンをあわせてとることが大切である（**表**

表2-7　EPAとDHAの生理機能と組織局在性

エイコサペンタエン酸（EPA，C 20：5 n-3）		ドコサヘキサエン酸（DHA，C 22：6 n-3）	
生理機能	多く含む組織	生理機能	多く含む組織
血栓症の予防 降圧作用 降トリグリセライド作用 制がん作用 抗アレルギー作用	脳を除く各組織のリン脂質	神経系の発達 学習機能の向上 網膜反射能の向上 制がん作用 抗アレルギー作用	神経系(脳) 網膜細胞 心筋 精子 好酸球

・α-リノレン酸はEPA，DHAに転換されて機能する
・EPAは慣用名で，学術系統名は，日本化学会ではIPA（イコサペンタエン酸）と呼ばれている

表2-8　EPAとDHAの含有量

（mg/可食部100 g中）

食品名	EPA	DHA
まいわし（生）	780	870
まいわし（丸干し）	540	510
まあじ（生）	300	570
まさば（生）	690	970
さんま（生）	1,500	2,200
まだい（天然，生）	300	610
まだい（養殖，生）	520	780
はまち（養殖，生）	450	910
ぶり（生，切り身）	940	1,700
くろまぐろ（赤身切り身）	27	120
くろまぐろ（脂身切り身）	1,400	3,200
うなぎ（かば焼き）	750	1,300
輸入ししゃも（生干し）	670	550

（日本食品標準成分表2020〈八訂〉より）

食品の機能性
・一次機能（栄養機能）：栄養素を生体に供給し生命を維持．
・二次機能（感覚応答機能）：嗜好性（おいしさ・色・形・歯触り・舌触り）．
・三次機能（生体調節機能）：生体防御・体調リズムの調節・疾病の予防と回復．

表 2-9 ビタミン E，C，カロテンを多く含む食品 （100 g 中）

ビタミン E* (mg)		ビタミン C (mg)		β-カロテン当量 (μg)	
うなぎ（かば焼き）	4.9	ブロッコリー（生）	140	にんじん（皮つき，生）	8,600
たらこ（生）	7.1	なばな（和種，生）	130	しゅんぎく	4,500
西洋かぼちゃ（生）	4.9	キウイフルーツ（緑）	71	ほうれん草	4,200
アボカド（生）	3.3	いちご	62	西洋かぼちゃ	4,000
ほうれん草（生）	2.1	オレンジネーブル	60	だいこん葉	3,900
アーモンド		さつまいも	29	に ら	3,500
（フライ，味つけ）	22			こまつ菜	3,100

*ビタミン E：α-トコフェロール当量（mg） （日本食品標準成分表 2020〈八訂〉より）

2-9）．

その他，茶に含まれるカテキン，赤ワインに含まれるポリフェノール，ごまに含まれるセサミノールやスパイスなども抗酸化作用が認められている．

6 食物繊維の多い食品を選ぶ

コレステロール排泄促進作用のある食物繊維（主として水溶性食物繊維）を多く含む食品を意識的にとるようにする（p.133，表 7-15 参照）．

特定の脂質摂取などが疾病に影響を与える場合

① 高 LDL コレステロール血症の人はコレステロールの多い食品を避ける．1 日の摂取量を 200〜300 mg に抑えるようにする．

食品中のコレステロールの含有量は卵黄（鶏卵，魚卵）や動物性脂肪に多い．しかし，最近の研究によると，2 週間にわたり鶏卵を摂取してもコレステロールにより血清脂質の上昇を示さないという報告がある．1 日 1 個程度までであれば神経質になる必要はないと考えられる．

② カイロミクロン血症では，通常の脂質はできるだけ制限する．しかし，中鎖脂肪酸（MCT）を利用すると，**表 2-10** および**図 2-3** に示すように，カイロミクロンを形成しない．また水溶性であるので，脂質の消化に胆汁酸塩を必要としない．MCT 製品にはパウダー，オイルがある．

③ 超低比重リポたんぱく（VLDL）血症では血中中性脂肪（TG）値が上昇する．これは炭水化物（糖質）の摂取過剰，アルコールの摂取過多により増加するので糖分，果実，アルコール飲料を避ける．

コラム

トランス型脂肪酸とは

工業的に水素添加を行い，不飽和脂肪酸を飽和脂肪酸にかえるときに副産物としてトランス脂肪が生じる．マーガリンなど多くの加工食品に含まれている不飽和脂肪酸の二重結合の水素は，シス型（天然の場合）と異なりトランス型脂肪酸とよばれ反対側についている．

トランス型脂肪酸は動脈硬化を促進させるが，日本人の摂取の範囲ではそのリスクは少ない．

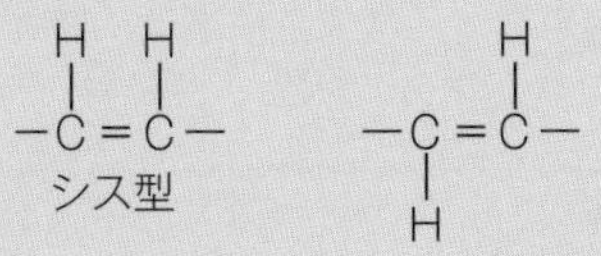

シス型　トランス型

表 2-10　MCT の生理学的特性と臨床応用

物理化学的特性	生理学的特性	臨床応用面
MCT は単位時間に作用する酵素活性により広い作用面積を与える	腸管内の酵素による加水分解は LCT* より速く，かつ完全である	腸管内膵リパーゼ濃度の低下―膵機能不全 小腸の吸収面積の減少―小腸切除 高エネルギー食に利用
MCT 由来の脂肪酸は水溶性が大である	水中で分散させるために胆汁酸塩を必要としない	胆汁酸塩の腸管内濃度の減少，胆管閉塞，慢性実質性肝臓病
	MCT の一部は加水分解を受けずに，そのままカイロミクロン形成されないで小腸粘膜細胞にとり込まれうる	膵機能不全，カイロミクロン血症，急・慢性膵炎

*LCT：長鎖脂肪酸
(Greenberger N J, et al. N Eng J Med 1969；280(19)：1045 より)

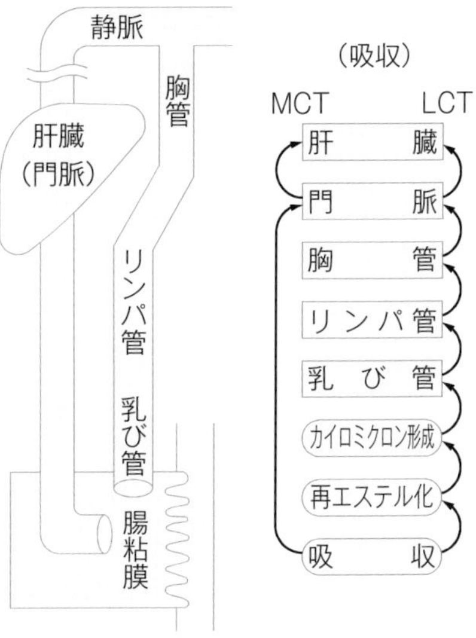

図 2-3　MCT と LCT の消化および吸収

調理上の注意と工夫

1　油脂の使い方

①　食品の脂肪酸組成は，同じ動物性食品であっても獣鳥肉類，卵類，魚介類などにより異なる．また，同種類の食品であっても部位によって量的・質的に異なる場合，使用する食品の脂肪酸組成を考えて，料理を組み合わせることが大切である．その例を**表 2-11** にあげて，脂肪酸組成の特徴を示した．

②　魚類に多い EPA，DHA は調理法により損失する場合がある．含有量を減らさない調理法はさし身，焼き魚，煮魚の順である．揚げ物は魚油が揚げ油のなかに移行する．

③　MCT 製品を使う場合は p.73，74 を参照のこと．

2　抗酸化作用のあるビタミンのとり方

①　ビタミン E：脂溶性ビタミンであり，油を使った調理法で吸収を速める．料理例とビタミン E 含有量の例を**表 2-12** に示した．

②　ビタミン C：熱に弱い．水分に溶出しやすいが，いも類は残存率が高い．生で食べると損失が少ない．保存方法によって影響を受け，野菜類は高温より低温のほうが残存率は高い．

③　カロテン：体内に一度とり込まれると，数日間体内にとどまる．週に 2～3 回は含有量の多いものを料理に使う．緑黄色野菜は吸収率が低いので油を使った調理がよい．

表 2-11　料理の違いによる脂肪酸組成・コレステロール量

ハンバーグステーキ

牛　肉……60 g
たまねぎ……30 g
牛　乳……10 g
小麦粉……3 g
パン粉……3 g
バター……5 g

総脂質	飽和脂肪酸	n-6 系脂肪酸	n-3 系脂肪酸	コレステロール
18.1 g	7.11 g	0.55 g	0.04 g	55 mg

豚肉のチーズ焼き

豚　肉……60 g
（脂身つき）
チーズ……15 g
バター……5 g

総脂質	飽和脂肪酸	n-6 系脂肪酸	n-3 系脂肪酸	コレステロール
16.7 g	8.07 g	1.08 g	0.10 g	61 mg

オムレツ，ブロッコリー添え

卵……60 g
（大 1 個）
バター……6 g
ケチャップ……10 g
ブロッコリー……30 g

総脂質	飽和脂肪酸	n-6 系脂肪酸	n-3 系脂肪酸	コレステロール
11.2 g	4.92 g	0.92 g	0.11 g	235 mg

さばの南蛮漬け

さ　ば……60 g
小麦粉……5 g
たまねぎ……10 g
にんじん……5 g
ピーマン……5 g
揚げ油（大豆油）
（吸油量）……8 g

総脂質	飽和脂肪酸	n-6 系脂肪酸	n-3 系脂肪酸	コレステロール
18.2 g	3.95 g	4.27 g	1.76 g	37 mg

（日本食品標準成分表 2020〈八訂〉より）

表 2-12　料理例とビタミン E 含有量

料理例	主材料中のビタミン E 含有量（mg/100 g）	
うなぎの卵とじ	うなぎ（かば焼き）50 g 卵 50 g	2.5 0.7
甘えびとアボカドのサラダ	甘えび 80 g アボカド 10 g	2.7 0.3
にじますのムニエルかぼちゃソテー添え	にじます 100 g 西洋かぼちゃ 30 g	5.5 1.5

（日本食品標準成分表 2020〈八訂〉より）

脂質の質のコントロール食の調理の工夫　まとめ

- 脂質の少ない食品，部位を選ぶ．
- コレステロールの多い食品を避ける．
- 抗酸化作用のあるビタミン E，C，カロテンを多く含む食品をとる．
- 食物繊維の多い食品を十分とる．

食事計画と献立の実際

「動脈硬化性疾患予防ガイドライン 2022 年版」には，脂質異常症は動脈硬化のリスクであることが示されており，食事療法の基本として，**表 2-13** に示すような点に留意して進めることが推奨されている．

食事療法の基本をふまえ，病型別対応で段階的に指導を進めることが，より実際的である．

1 食事計画の手順

●基本的な考え方

脂質の総量は，脂質エネルギー比率を基本食よりやや低めの 20〜25 % として決める．

また，摂取食品の脂肪酸組成バランスに注意する．その手順は，総脂質量の脂肪酸組成を食品レベルで考えると，従来のように，動物性，植物性，魚類に由来する脂質摂取比を 4：5：1 に分けて考えるのも一方法である．

（例）エネルギー 1,600 kcal，脂質の質のコントロール食の場合

●栄養成分の配分

① たんぱく質 65 g
（エネルギー比率 16 %）

② 動物性たんぱく質 35〜36 g
（動たん比率 54〜55 %）

③ 脂質 40 g （エネルギー比率 22 %）

④ 炭水化物 250 g （エネルギー比率 62 %）

●食品の配分

脂質の給源を，動物性：植物性：魚類＝4：5：1 の割合にする．したがって，動物性で 16 g，植物性で 20 g，魚類で 4〜6 g とるようにする．

① 主食，いも，間食で炭水化物由来のエネルギー（900 kcal）を配分する．

いも（炭水化物の多い野菜を含む）
50 kcal 相当量

間食（果物を含む） 50 kcal 相当量

主食 800 kcal 相当量

② 野菜量を決める．

緑黄色野菜 150 g

表 2-13 動脈硬化性疾患予防のための食事療法

1. 過食に注意し，適正な体重を維持する
   - ・総エネルギー摂取量（kcal/日）は，一般に目標とする体重（kg）*×身体活動量（軽い労作で 25〜30，普通の労作で 30〜35，重い労作で 35〜）を目指す
2. 肉の脂身，動物脂，加工肉，鶏卵の大量摂取を控える
3. 魚の摂取を増やし，低脂肪乳製品を摂取する
   - ・脂肪エネルギー比率を 20〜25%，飽和脂肪酸エネルギー比率を 7% 未満，コレステロール摂取量を 200 mg/日未満に抑える
   - ・n-3 系多価不飽和脂肪酸の摂取を増やす
   - ・トランス脂肪酸の摂取を控える
4. 未精製穀類，緑黄色野菜を含めた野菜，海藻，大豆および大豆製品，ナッツ類の摂取量を増やす
   - ・炭水化物エネルギー比率を 50〜60% とし，食物繊維は 25 g/日以上の摂取を目標とする
5. 糖質含有量の少ない果物を適度に摂取し，果糖を含む加工食品の大量摂取を控える
6. アルコールの過剰摂取を控え，25 g/日以下に抑える
7. 食塩の摂取は 6 g/日未満を目標にする

*18 歳から 49 歳：[身長（m）]^2×18.5〜24.9 kg/m^2，50 歳から 64 歳：[身長（m）]^2×20.0〜24.9 kg/m^2，65 歳から 74 歳：[身長（m）]^2×21.5〜24.9 kg/m^2，75 歳以上：[身長（m）]^2×21.5〜24.9 kg/m^2 とする

（日本動脈硬化学会．動脈硬化性疾患予防ガイドライン 2022 年版．2022 より）

その他の野菜　200 g

③　動物性食品の量を決める．

脂質 4 g 相当量の魚の量を決める．

脂質 16 g 相当量を肉類，卵類，牛乳でとる．

動たん比率 54〜55 %の範囲内にする（したがって，たんぱく質量 35〜36 g で各食品の量を決める）．

④　豆および豆製品の量を決める．

65 − (35〜36 + 17 + 6) ≒ 7（g）

たんぱく質 7 g 相当量を豆および豆製品でとる．

35〜36 g：動物性食品に由来するたんぱく質

17 g：主食に由来するたんぱく質

6 g：野菜，いも，果物に由来するたんぱく質

⑤　添加油脂量（植物性）を決める．

添加油脂量 = 40 − (a + 4 + 16)

a：植物性食品に由来する脂質

4：魚に由来する脂質

16：肉，卵，牛乳に由来する脂質（たんぱく質性食品は脂質の少ない食品を選ぶと，調理に添加油脂が使えて料理に変化がつく）

●まとめ

以上をまとめて，基本食と比較したのが**表 2-14** である．

植物性脂質は植物性食品と添加油脂でとるようにする．また，コレステロールは適正量に注意する．魚，肉・卵・牛乳，植物油の比率を考え食品の配分をすること．

表 2-14　基本食と脂質の質のコントロール食の栄養成分と食品の配分

	基本食	脂質の質のコントロール食
エネルギー たんぱく質 脂　質	2,000 kcal 65 g 55 g	1,600 kcal 65 g 40 g
いも（炭水化物の多い野菜を含む） 間食（果物を含む） 主　食	50 kcal 相当量 200〜250 kcal 相当量 900 kcal 相当量	50 kcal 相当量 50 kcal 相当量 800 kcal 相当量
緑黄色野菜 その他の野菜	150 g 200 g	150 g 200 g
牛乳 魚介類，肉類，卵類	200 g たんぱく質 26 g 相当量	魚：脂質 4 g 相当量 肉，卵，牛乳：脂質 16 g 相当量
豆および豆製品	たんぱく質 7 g 相当量	たんぱく質 7 g 相当量
添加油脂	(55 g)−(他の食品由来の脂質)	(40 g)−(他の食品由来の脂質)

2　脂質の質のコントロール食の献立例

基本食（p.22 の例 1）から，脂質の質のコントロール食への献立の展開を**表 2-15** に示した．

十分な野菜摂取の必要性

・野菜は，循環器疾患やがん予防に効果的とされるカリウム・食物繊維・抗酸化ビタミンや，日本人には不足がちなカルシウムが豊富であるため，健康日本 21（栄養・食生活）では，「野菜を 1 日 350 g 以上，うち緑黄色野菜を 120 g 以上摂取すること」を目標として掲げている．

表 2-15　基本食より脂質の質のコントロール食への展開

エネルギー 2,000 kcal，脂質 55 g → エネルギー 1,600 kcal，脂質 40 g

	基本食（例 1）		(g)	脂質の質のコントロール食		(g)	展開のヒント
朝食	パン	食パン	100	パン	ロールパン	60	・食パンをやめてロールパンにする 80 g → 60 g
	ジャム	いちごジャム	20	ジャム	いちごジャム	20	
	野菜とゆで卵の	きゅうり	30	野菜とゆで卵の	きゅうり	30	
	サラダ	トマト	30	サラダ	トマト	30	
		卵	25		卵	25	
		ドレッシング	15		塩	0.2	・ドレッシングをやめて塩とこしょうにする
					こしょう	少々	
	牛乳	牛乳	200	牛乳	牛乳	200	
	果物	グレープフルーツ	80				・果物は間食にまわす
昼食	ご飯	ご飯	200	ご飯	ご飯	180	・ご飯を 180 g に減らす
	さばの塩焼き	さば	80	さわらの塩焼き	さわら	80	・さばは脂質が多いのでさわらにかえる
		塩	0.3		塩	0.3	
	つけ合わせ	かぶ	20	つけ合わせ	かぶ	20	
		酢	2		酢	2	
		塩	0.2		塩	0.2	
	根菜の炒め煮	こんにゃく	30	根菜の炒め煮	こんにゃく	30	
		ごぼう	30		ごぼう	30	
		さといも	40		グリンピース	3	
		にんじん	20		さといも	40	
		グリンピース	3		にんじん	20	
		油	4		油	4	
		砂糖	3		砂糖	3	
		しょうゆ	6		しょうゆ	6	
	ほうれん草のおひたし	ほうれん草	40	ほうれん草のおひたし	ほうれん草	40	
		えのきたけ	20		えのきたけ	20	
		ごま	2		ごま	2	
		しょうゆ	4		しょうゆ	4	
	冷やしとうふ	とうふ（絹ごし）	70	冷やしとうふ	とうふ（絹ごし）	70	
		葉ねぎ	3		葉ねぎ	3	
		しょうゆ	3		しょうゆ	3	
夕食	ご飯	ご飯	200	ご飯	ご飯	180	・ご飯を 180 g に減らす
	とんかつ	豚（かた・皮下脂肪なし）	60	とんかつ	豚ヒレ	60	・豚肉をヒレにかえることで，動物性脂質を減らし，脂質の質を調整する
		塩	0.1		塩	0.1	
		こしょう	少々		こしょう	少々	
		小麦粉	4		小麦粉	4	
		パン粉	8		パン粉	8	
		揚げ油	10		揚げ油	10	
		卵	10		卵	10	
	カクテルソース	トマトケチャップ	7	カクテルソース	トマトケチャップ	7	
		ウスターソース	3		ウスターソース	3	
	なすのソテー	なす	50	焼きなす	なす	50	・なすは焼きなすにする
		塩	0.2		しょうゆ	3	
		こしょう	少々		しょうが	3	
		油	5		レタス	10	
		レタス	10				
	こまつ菜の酢みそ和え	こまつ菜	50	こまつ菜の酢みそ和え	こまつ菜	50	
		生わかめ	10		生わかめ	10	
		白みそ	8		白みそ	8	
		砂糖	3		砂糖	3	
		酢	5		酢	5	
	野菜スープ	たまねぎ	30	野菜スープ	たまねぎ	30	
		にんじん	10		にんじん	10	
		じゃがいも	40		じゃがいも	40	
		固形スープ	1.3		固形スープ	1.3	
		水	100		水	100	
	果物	いちご	20	果物	いちご	100	
栄養量	エネルギー 1,903 kcal たんぱく質 67 g 動たん比率 54 % 脂質 58 g 食塩相当量 7.3 g	エネルギー比率（%） P 14，F 28，C 58 飽和脂肪酸 7		エネルギー 1,614 kcal たんぱく質 63 g 動たん比率 56 % 脂質 42 g 食塩相当量 6.3 g	エネルギー比率（%） P 16，F 23，C 61 飽和脂肪酸 7		

3 たんぱく質コントロールのための調理

目的

❖ たんぱく質は人体の構成成分であり，生命現象の営みに不可欠な栄養成分である．体内にとり込まれたアミノ酸は，体たんぱくの合成に利用されるか，一部が糖や脂肪に転換されてエネルギー源として利用される．このように，アミノ酸が体たんぱくの合成に利用されるか，エネルギー源として利用されるかは食事のとり方によって決まる．たんぱく質の利用効率は，糖や脂肪に転換される条件では低下するので，摂取量が多すぎるか，摂取エネルギー量が少ないと利用効率が下がる．また，たんぱく質の必須アミノ酸構成比によっても異なる．過剰なたんぱく質摂取は利用効率を下げるのみならず，カルシウム利用効率の低下を招く．たんぱく質摂取は適当な量と質が大切である．

❖ たんぱく質の代謝はおもに肝臓で行われている．肝臓の働きが低下してたんぱく質の合成が不十分な場合，手術後などたんぱく質の合成が急がれる場合，また高齢者の低栄養状態時やサルコペニアなどでたんぱく質の異化が進み低たんぱく血症がみられる場合に，高たんぱく質食は改善に効果があるといわれている．

❖ また，腎臓の機能が障害されると，尿素窒素などのたんぱく質代謝産物の貯留により，高窒素血症を生じる．これらの症状には，十分なエネルギーを確保しながら低たんぱく質食にすると，腎臓機能障害の進展を防げる効果がある．また高尿酸血症（痛風）の場合も，尿酸の排泄過剰により腎臓に大きく負担をかけることから，軽度のたんぱく質制限をすることもある．

高たんぱく質食（たんぱく質を増やす場合）

適応症

肝硬変　貧血　低栄養　術後　高度火傷　外傷　など

考え方

たんぱく質を増やす場合は，たんぱく質の増加にともなって脂質量が増加しやすいので，脂質エネルギー比率の上昇に注意する．また，動たん比率も考慮する．動たん比率の上昇は尿を酸性にし，尿中へのカルシウム排泄を増加させ，骨粗鬆症のリスク要因となる．

調理にあたっては，量的にみて患者の負担が少なく，通常の調理法を基本に料理を工夫することが大切で，分食も一つの方法である．

食品の選び方

1　たんぱく質を増やす工夫

食品群別でのたんぱく質含有量をまとめると**表 3-1** のようになる．

たんぱく質を増やす場合，同一の食品の量を増やすより，異なる食品を多品目，少量ずつ増やしてたんぱく質量の増加をはかるほうが，料理に変化がつき食べやすい．たとえば，主菜のたんぱく質性食品の量を増やさないで，副菜に少量ずつ増やす方法をとる．

特殊な場合として，食欲不振時に高たんぱく質調整食品を用いることがある．これは牛乳や水に溶かし主として飲料として用いる．

表 3-1　食品のたんぱく質含有量　(%)

魚　類	18～23
獣鳥肉類	16～21
卵　類	12
牛　乳	3～4
豆　類	
乾	20～35
ゆで	9～16
とうふ	5～7
野菜類	1～5

2　脂質のとり方に注意する

たんぱく質を増やすと，同時に脂質の増加がみられることが多い．できるだけ脂質が少なく，たんぱく質の多い食品を選ぶ（**図 3-1**）．脂質エネルギー比率は 20～30 % を超えないようにする．

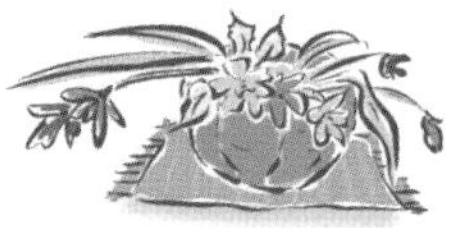

たんぱく質
全年齢区分・男女とも
推定平均必要量（g/kg 体重/日）
　＝たんぱく質維持必要量（0.66 g/kg 体重/日）×参照体重
推奨量＝推定平均必要量×個人間の変動係数（1.25）

たんぱく質摂取量は低すぎても高すぎても，他のエネルギー産生栄養素とともに主な生活習慣病の発症予防と重症化予防に関わることから，1 歳以上についてはエネルギー比率として目標量を範囲で設定．

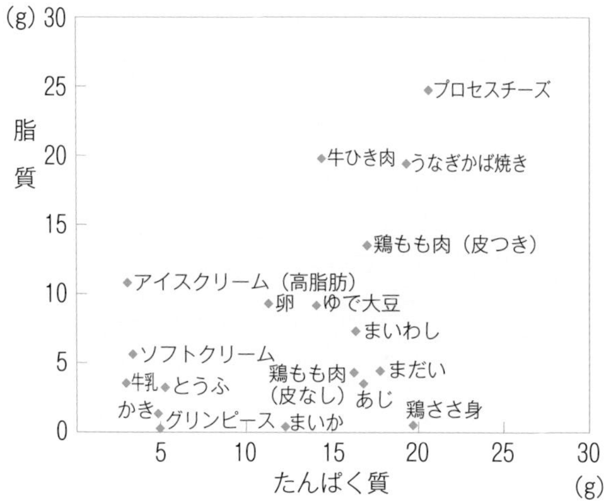

図 3-1　食品のたんぱく質，脂質含有量　(100 g 中)
（日本食品標準成分表 2020〈八訂〉より作図）

調理上の注意と工夫

1　たんぱく質性食品を多種類の料理に分割してとり入れる

たんぱく質性食品は，主菜のみで増やすより副菜で分割して増やすほうが食べやすい．

副菜にたんぱく質性食品を入れる例を，**図 3-2** に示した．

2　間食にたんぱく質の多い食品をとり入れる

たんぱく質を増やす方法の一つとして間食をとる方法が考えられるが，間食としてたんぱく質を増やしやすい食品を**表 3-2** に示した．

また，間食でたんぱく質を増やす調理例を**表 3-3** に示した．

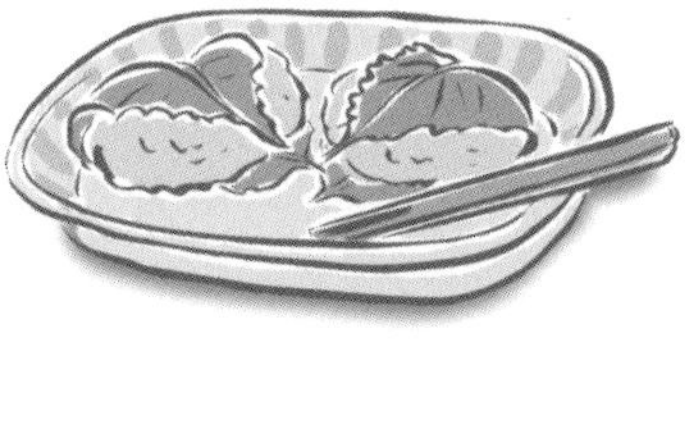

目標量（%エネルギー）男女とも　18～49 歳：13～20
50～64 歳：14～20
65 歳以上：15～20
目標量の下限は推奨量以上で設定
（食事摂取基準 2020 年版より）

高たんぱく質食の注意
・脂質エネルギー比率を 20～30 %に堅持する．
・動たん比率の上昇に注意する（動たん比率 50～60 %）．

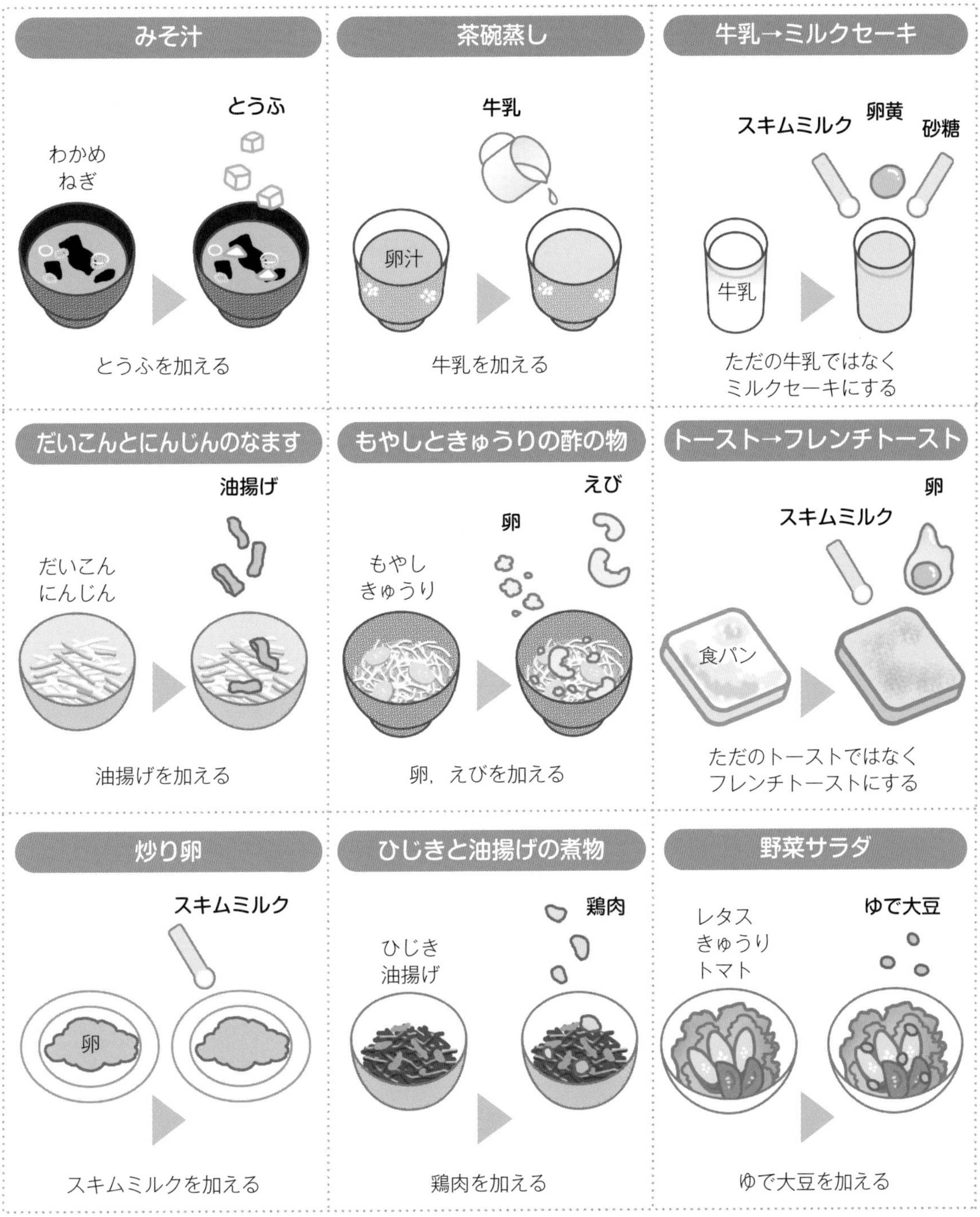

図 3-2　副菜にたんぱく質性食品を入れる例

表 3-2　間食で増やしやすい食品のたんぱく質量

食品名	常用量 (g)	たんぱく質 (g)	食品名	常用量 (g)	たんぱく質 (g)
普通牛乳	100	3.0	らっかせい（いり，大粒）	10	2.4
ヨーグルト（全脂無糖）	100	3.3	さきいか	10	3.4
きな粉	3	1.0	干魚（煮干しかたくちいわし）	5	2.7
フライビーンズ	10	1.9	こしあん（生）	20	1.7

（日本食品標準成分表 2020〈八訂〉より）

表 3-3　間食でたんぱく質を増やす例

牛乳と果物

牛　乳……………………100 g
果物（りんご）……………50 g

たんぱく質 3.1 g

→ 牛乳をプリンにかえる

プリンと果物

プリン
　牛　乳……………………70 g
　スキムミルク……………6 g
　卵…………………………25 g
果物（りんご）……………50 g

たんぱく質 7.7 g

→ 牛乳をシュークリームにかえる

シュークリームと果物

シュークリーム…………100 g
（カスタードクリーム入り）
果物（りんご）……………50 g

たんぱく質 5.6 g

わらびもち

わらび粉……………………10 g
水…………………………50 mL
砂　糖………………………1 g
黒みつ………………………5 g

たんぱく質 0.1 g

→ スキムミルクを加える
黒みつをきな粉にかえる

わらびもち

わらび粉……………………10 g
スキムミルク………………10 g
砂　糖………………………10 g
水…………………………50 mL
きな粉………………………2 g

たんぱく質 3.8 g

高たんぱく質食の調理の工夫　まとめ

- 主菜のみで増やすより多品目多種類の料理に分けて，たんぱく質性食品を使う．
- たんぱく質を多くとると，同時に脂質量が増えるので注意する．脂質エネルギー比率は 20～30 %の範囲内にする．
- 間食にたんぱく質性食品を利用する．
- 高齢者の低栄養状態においては栄養補助食品を利用すると食べやすい．

食事計画と献立の実際

1　食事計画の手順

●基本的な考え方

たんぱく質エネルギー比率を16～20％とし，20％を超えないことが原則である．動たん比率の上昇に注意する．たんぱく質の増加にともない脂質も増加しやすいので，脂質エネルギー比率を20～30％の範囲を超えないようにする．

たんぱく質を無理なく増すためには，多品目の料理に分散して用いる．脂質の増加を防ぐために，脂質の少ない食品を選ぶ．

（例）エネルギー2,000 kcal，たんぱく質75 g の場合

●栄養成分の配分

①　たんぱく質　75 g

（エネルギー比率15％）

コラム

サルコペニア

サルコペニアは，骨格筋の減少と筋力もしくは身体機能低下によるものと定義されている．

フレイル（フレイルティ）は，サルコペニアが存在しロコモティブシンドローム（運動器障害）を経た虚弱の状態をいう．高齢者に多くみられる．

・サルコペニアの原因による分類

一次性（原発性）サルコペニア		加齢以外明らかな原因なし
二次性サルコペニア	活動に関連	ベッド上安静　不活発な生活習慣　体調不良　無重力状態　など
	疾病に関与	進行した臓器不全　炎症性疾患，悪性腫瘍，内分泌疾患　など
	栄養に関与	摂食不良　吸収不良，食思不振　など

（日本人の食事摂取基準2020年版参考）

加齢による一次性サルコペニアと活動不足，疾患，栄養不良による二次性サルコペニアがある

・サルコペニアの診断基準（サルコペニア診療ガイドライン2017年版）

握力，歩行速度，筋肉量（骨格筋指数）（四肢除脂肪量「kg」身長/「m^2」）で判定する

握力	歩行速度（普通）	筋肉量（生体インピーダンス解析［BIA］法）
男性　26 kg未満	0.8 m/秒以下	男性　7.0 kg/m^2未満
女性　18 kg未満	（6 m歩行のうち4 mで測定）	女性　5.7 kg/m^2未満

サルコペニアの予防と改善

低栄養が存在すると，サルコペニアにつながり活力・筋力低下を招き身体機能の低下を誘導し，消費エネルギーの減少，さらに食欲の低下につながる．

サルコペニアの改善は，栄養補給とくにたんぱく質，ビタミンDの摂取とレジスタンス運動にある．たんぱく質の代謝は合成と分解のバランスで保たれている．筋肉におけるたんぱく質の合成を誘導する働きをするのがアミノ酸で，なかでもロイシンの存在が有用である．ロイシンは，肉，赤身の魚，大豆・大豆製品に多い．ビタミンDの摂取はカルシウムの腸管での吸収を促し骨代謝に関わっている．

一方，レジスタンス運動によって筋肉のたんぱく質の合成が促進される．アミノ酸が十分供給されていない空腹時に運動するとたんぱく質の合成よりも分解が進むため，アミノ酸供給後に運動する方が効果的である．

平成29年（2017年）国民健康・栄養調査（厚生労働省）結果によると，60歳以上の骨格筋指数は低栄養傾向（BMI≦20 kg/m^2）の者ほど低く，たんぱく質の摂取量が多いほど高く，また肉体労働をしている時間が長いほど高値を示している．

② 動物性たんぱく質 40～41 g
（動たん比率 53～54 %）

③ 脂質 55 g （エネルギー比率 25 %）

④ 炭水化物 290 g（エネルギー比率 60 %）

●食品の配分

① 主食，いも，間食で炭水化物由来のエネルギー（1,100～1,200 kcal）を配分する．

いも（炭水化物の多い野菜を含む）
50 kcal 相当量

間食（果物を含む）
150～200 kcal 相当量

主食 900 kcal 相当量

② 野菜量を決める．

緑黄色野菜 150 g

その他の野菜 200 g

③ 動物性食品の量を決める．

牛乳を 200 g とする（たんぱく質量：6.6 g）．

40～41－6.6≒34(g)

たんぱく質 34 g 相当量を魚介類，肉類，卵類に分けてとる．

④ 豆および豆製品の量を決める．

75－(40～41＋18＋7)≒9(g)

たんぱく質 9 g 相当量を豆および豆製品でとる．

40～41 g：動物性食品に由来するたんぱく質

18 g：主食に由来するたんぱく質

7 g：野菜，いも，菓子，その他の食品に由来するたんぱく質

⑤ 添加油脂量を決める．

添加油脂量＝55－(a＋b＋c)

a：主食に由来する脂質

b：たんぱく質性食品に由来する脂質

c：その他の食品に由来する脂質（約 1 g）

●まとめ

以上をまとめて，基本食と比較したのが**表 3-4** である．

表 3-4 基本食と高たんぱく質食の栄養成分と食品の配分

	基本食	高たんぱく質食
エネルギー たんぱく質 脂 質	2,000 kcal 65 g 55 g	2,000 kcal 75 g 55 g
いも（炭水化物の多い野菜を含む） 間食（果物を含む） 主 食	50 kcal 相当量 200～250 kcal 相当量 900 kcal 相当量	50 kcal 相当量 150～200 kcal 相当量 900 kcal 相当量
緑黄色野菜 その他の野菜	150 g 200 g	150 g 200 g
牛 乳 魚介類，肉類，卵類	200 g たんぱく質 26 g 相当量	200 g たんぱく質 34 g 相当量
豆および豆製品	たんぱく質 7 g 相当量	たんぱく質 9 g 相当量
添加油脂	(55 g)－(他の食品由来の脂質)	(55 g)－(他の食品由来の脂質)

・豆および豆製品をじょうずに料理にとり入れないと動たん比率が上昇する．また，これにともない飽和脂肪酸の増加が見られるので，エネルギー比率 8 %以下にするように食品の選択に注意する

2 高たんぱく質食の献立例

基本食（p.22 の例 1）から，高たんぱく質食への献立の展開を**表 3-5** に示した．

表3-5　基本食より高たんぱく質食への展開

エネルギー 2,000 kcal，たんぱく質 65 g→エネルギー 2,000 kcal，たんぱく質 75 g

	基本食（例1）		(g)	高たんぱく質食		(g)	展開のヒント
朝食	パン	食パン	100	パン	食パン	100	
	ジャム	いちごジャム	20	ジャム	いちごジャム	20	
	野菜とゆで卵の	きゅうり	30	野菜とゆで卵の	きゅうり	30	
	サラダ	トマト	30	サラダ	トマト	30	
		卵	25		卵	50	・卵を 50 g に増やす
		ドレッシング	15		塩	0.2	
					こしょう	少々	
	牛乳	牛乳	200	牛乳	牛乳	200	
	果物	グレープフルーツ	80	果物	グレープフルーツ	80	
昼食	ご飯	ご飯	200	ご飯	ご飯	200	
	さばの塩焼き	さば	80	さばの塩焼き	さば	100	
		塩	0.3		塩	0.4	
	つけ合わせ	かぶ	20	つけ合わせ	かぶ	20	
		酢	2		酢	2	
		塩	0.2		塩	0.2	
	根菜の炒め煮	こんにゃく	30	根菜の炒め煮	こんにゃく	30	
		ごぼう	30		ごぼう	30	
		さといも	40		さといも	40	
		にんじん	20		にんじん	20	
		グリンピース	3		グリンピース	3	
		油	4		油	4	
		砂糖	3		砂糖	3	
		しょうゆ	6		しょうゆ	6	
	ほうれん草の	ほうれん草	40	ほうれん草の	ほうれん草	40	
	おひたし	えのきたけ	20	おひたし	えのきたけ	20	
		ごま	2		ごま	2	
		しょうゆ	4		しょうゆ	4	
	冷やしとうふ	とうふ（絹ごし）	70	冷やしとうふ	とうふ（絹ごし）	70	
		葉ねぎ	3		葉ねぎ	3	
		しょうゆ	3		しょうゆ	3	
夕食	ご飯	ご飯	200	ご飯	ご飯	200	
	とんかつ	豚（かた・皮下脂肪なし）	60	とんかつ	豚（かた・皮下脂肪なし）	60	
		塩	0.1		塩	0.1	
		こしょう	少々		こしょう	少々	
		小麦粉	4		小麦粉	4	
		パン粉	8		パン粉	8	
		揚げ油	10		揚げ油	10	
		卵	10		卵	10	
	カクテルソース	トマトケチャップ	7	カクテルソース	トマトケチャップ	7	
		ウスターソース	3		ウスターソース	3	
	なすのソテー	なす	50	なすのソテー	なす	50	
		塩	0.2		塩	0.2	
		こしょう	少々		こしょう	少々	
		油	5		油	5	
		レタス	10		レタス	10	
	こまつ菜の	こまつ菜	50	こまつ菜の	こまつ菜	50	
	酢みそ和え	生わかめ	10	酢みそ和え	生わかめ	10	
		白みそ	8		白みそ	8	
		砂糖	3		砂糖	3	
		酢	5		酢	5	
	野菜スープ	たまねぎ	30	野菜とえびの	たまねぎ	30	
		にんじん	10	スープ	にんじん	10	
		じゃがいも	40		じゃがいも	40	
					えび（ブラックタイガー）	20	・えび 20 g を追加する
		固形スープ	1.3		固形スープ	1.3	
		水	100		水	100	
	果物	いちご	20	果物	いちご	20	
栄養量	エネルギー 1,903 kcal	エネルギー比率（%）		エネルギー 1,945 kcal	エネルギー比率（%）		
	たんぱく質 67 g	P 14，F 28，C 58		たんぱく質 76 g	P 16，F 27，C 57		
	動たん比率 54 %	飽和脂肪酸 7		動たん比率 60 %	飽和脂肪酸 7		
	脂質 58 g			脂質 59 g			
	食塩相当量 7.3 g			食塩相当量 6.9 g			

低たんぱく質食（たんぱく質を減らす場合）

適応症

肝不全　非代償性肝硬変　急性腎疾患　慢性腎臓病（CKD）　フェニールケトン尿症など

考え方

たんぱく質を減らすことにより，食事内容が単調になりやすい．また，副食量が少なくなり，食事形態の主食・主菜・副菜のパターンがくずれ，長期間の食事療法を続けることが困難になり脱落する例も少なくない．しかし，正しい食品の選択，食品の組み合わせ，調理の工夫をすることによって食べやすく，しかも豊かな食事にすることができる．

この食事は，減らしたたんぱく質性食品に由来するエネルギーや脂質を確保することが大切である．脂質エネルギー比率は 20～30 %が望ましい．脂質のとりすぎは脂質異常症を招くので注意する．エネルギーの不足は体たんぱく質の崩壊を招き，高窒素血症の原因となるので，異化作用防止のために十分なエネルギーを確保することが必要である．

たんぱく質の強度制限においては，主食に含まれているたんぱく質の量が多く，副菜に用いることのできるたんぱく質性食品が少なくなり，食事内容の変化が乏しくなる．食事療法を無理なく進めるためには，低たんぱく質小麦粉，低たんぱく質米，低たんぱく質ご飯やでんぷん米などを利用するのも一方法である．このようにすることで動たん比率（40～45 %を目途に）を上げることができる．

また肝機能が低下している場合，必要に応じて分岐鎖アミノ酸製剤を用いることもある．

コラム

分岐鎖アミノ酸製剤

肝性脳症をともなう慢性肝不全患者の栄養状態の改善を目的として用いられる経口栄養剤である．

肝臓は体のなかでもっとも再生能力の強い臓器で，良質たんぱく質やビタミンを十分補給することによりその回復が助長される．しかし，肝不全など重症例では肝機能の低下にともない，食事たんぱく質由来のアンモニア処理能が低下し，高アンモニア血症を引き起こすと血中のアミノ酸バランスがくずれ，肝性脳症の誘発の一因となる．アミノ酸バランスがくずれると，芳香族アミノ酸（AAA：フェニールアラニン・チロシン）が増え，分岐鎖アミノ酸（BCAA：バリン・ロイシン・イソロイシン）が減る．健康なヒトの血中の BCAA/AAA 比は約 3 であるが，肝機能が著しく侵されると 1～2 まで低下する．そのために食品中のたんぱく質を制限し，BCAA を補給し，症状を改善する．

BCAA が減る理由：健康なヒトはおもに糖を燃やしてエネルギーを生産している．肝細胞が侵されると，末梢組織でのインスリンの感受性低下のためグルコースをエネルギー源として利用できず，BCAA がエネルギー源となる．また肝臓で処理できなくなったアンモニアの処理のために多く消費され減ってくる．

AAA が増える理由：AAA は肝臓でしか代謝されない．肝細胞が侵されると，その働きが低下し，代謝されず，血液にたまってくる．

CKD（慢性腎臓病）

・腎臓機能の低下もしくは慢性的な腎障害が持続する場合のすべてが CKD と分類されている．CKD が進行すると腎不全に至り，透析療法か腎移植が必要になる．CKD は心血管疾患のリスクを高める．「エビデンスに基づく CKD 診療ガイドライン 2018」によると，患者数は約 1,330 万人，成人約 8 人に 1 人と推定されている．

食品の選び方

たんぱく質の減らし方

1 たんぱく質性食品は少量ずつ種類を多くとる

体組織のたんぱく質をつくるためには，すべての必須アミノ酸が，必要な量だけそろっていなければならず，不足する必須アミノ酸（制限アミノ酸）が1つでもあると，栄養の価値は低下する．たんぱく質の栄養価はさまざまな方法で表すことができるが，食品中のたんぱく質のアミノ酸組成をアミノ酸評点パターン（理想的なたんぱく質）と比較したものが，アミノ酸価である．植物性食品は，動物性食品に比べてアミノ酸価の低いものが多い．しかし，米と魚，米と大豆のように，食品を組み合わせることによってアミノ酸価を大きく改善することができる．これをたんぱ

表 3-6 食品の組み合わせでアミノ酸価を改善する例

卵	50 g
魚（あじ）	60 g
たんぱく質 15.7 g（5.2 単位）	

→

卵	25 g
魚（あじ）	30 g
肉	15 g
牛　乳	90 g
とうふ(木綿)	45 g
たんぱく質 16.6 g（5.5 単位）	

表 3-7 ボリューム感をもたせる工夫例

卵	25 g
鶏ひき肉	15 g
とうふ(木綿)	40 g
たまねぎ	30 g
生しいたけ	10 g
片栗粉	3 g
たんぱく質 8.1 g（2.7 単位）	

野菜を混ぜてふくさ焼きにすると主菜になる

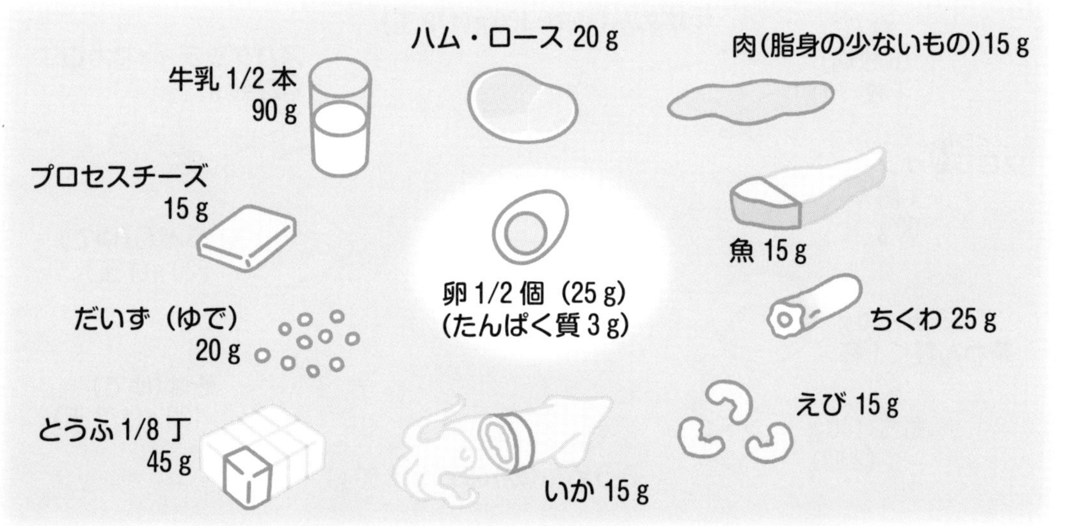

図 3-3 卵 25 g（たんぱく質 3 g）に相当する食品の重量

（腎臓病食品交換表 第 9 版より）

食品のたんぱく質の評価

・消化吸収率や，その食品のたんぱく質中の必須アミノ酸含有量，バランスなどで評価する．

食品のアミノ酸価

・鶏卵（全）: 100
・豚　肉 : 100
・あ　じ : 100
・牛　乳 : 100
・大　豆 : 86
・精白米 : 64
・ほうれん草 : 50
・小麦粉 : 44

く質の補足効果という．その例を**表 3-6** に示す．

これらの食品を各料理に分散して用いるより，主菜にまとめて用いるほうが，1品のボリュームが増えて喫食者に満足感をもたせることができる．例を**表 3-7** に示す．

図 3-3 に卵 25 g のたんぱく質に相当する食品の重量を示したが，これらの食品をじょうずに組み合わせたり交換して用いるとよい．

2 主食やいも，野菜のとり方に注意

たんぱく質性食品以外に，穀類，いも類，野菜などのたんぱく質にも注意して食品を選ぶ．**表 3-8** におもな野菜のたんぱく質含有量を示した．また，**図 3-4** にご飯 200 g のたんぱく質に相当する主食の重量を示した．

3 たんぱく質調整食品などの選び方

とくにたんぱく質を厳しく制限する場合は，米代替品であるでんぷん米や，たんぱく質調整ご飯，また低たんぱく質小麦粉などを用いる．

表 3-8 野菜のたんぱく質量

（100 g 中）

たんぱく質の多い野菜		たんぱく質の少ない野菜	
食品名	たんぱく質 (g)	食品名	たんぱく質 (g)
枝　豆	10.3	だいこん	0.3
グリンピース	5	トマト	0.5
ブロッコリー	3.8	にんじん	0.6
大豆もやし	2.9	はくさい	0.6
たけのこ	2.5	たまねぎ	0.7
カリフラワー	2.1	きゅうり	0.7
ほうれん草	1.7	な　す	0.7
西洋かぼちゃ	1.2	キャベツ	0.9
緑豆もやし	1.2	こまつ菜	1.3

（日本食品標準成分表 2020〈八訂〉より）

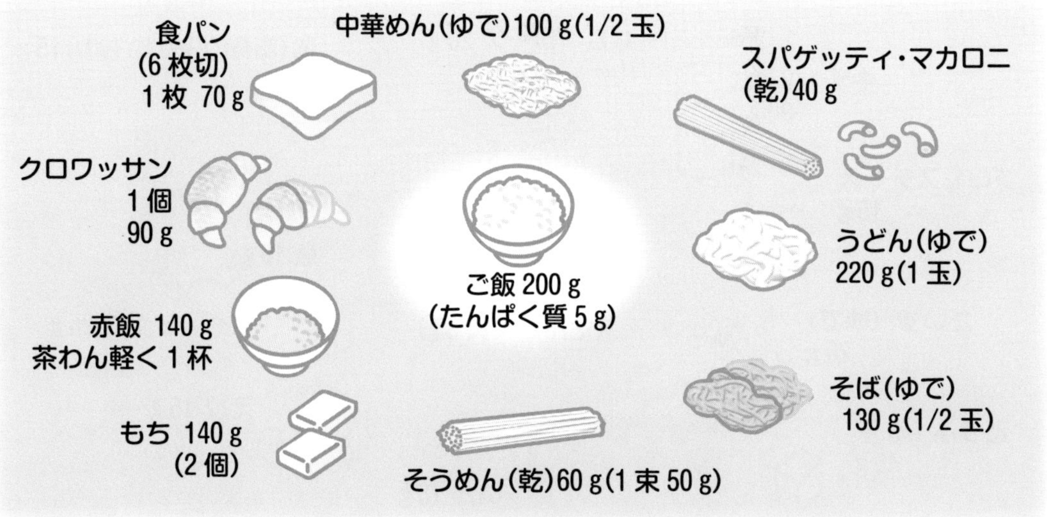

図 3-4 ご飯 200 g（たんぱく質 5 g）に相当する主食の重量

（日本食品標準成分表 2020〈八訂〉より作図）

●たんぱく質調整ご飯

たんぱく質調整ご飯は，米に酵素を添加したり，搗精《とうせい》度《ど》を高めたりしてたんぱく質を減らしたご飯で，レトルトパックにしてある．ふつうのご飯に比べて，たんぱく質量が約1/35～1/3である．外観や味はふつうのご飯とほとんど変わらない．

たんぱく質調整ご飯1食分180 g（普通飯の1/20のたんぱく質量）を同量の普通米ご飯と交換するとすれば，たんぱく質約4.3 gを副食にまわすことができ，食事内容が豊かになる（**表3-9**）．

また炊飯器でそのまま炊ける米粒タイプもある．

●その他の低たんぱく質食品

低たんぱく質食品としては，たんぱく質調整ご飯のほかに，低たんぱく質スパゲッティや低たんぱく質のそば，うどん，パンなども市販されている．

また，低たんぱく質小麦粉，たんぱく質調整米粉などの市販品を用いて，パンやおやつをつくることもできる（**表3-10**）．

表3-9　たんぱく質調整ご飯・パンとふつうのご飯・パンの成分比較　（100 g中）

食品名	エネルギー(kcal)	たんぱく質 (g)	脂質 (g)	炭水化物 (g)	水分 (g)	リン (mg)	カリウム (mg)	備考
ゆめごはん 1/5	162	0.5	0.4	39.1	60.0	15.0	0～0.4	1パック 180 g
ピーエルシーご飯 1/20	161	0.12	0.5	39.0	60.4	13.9	0.2	1パック 180 g
ゆめごはん 1/35	166	0.07	0.5	40.3	59.2	12.0	0.1～0.4	1パック 180 g
ゆめベーカリー たんぱく質調整パン	260	0.5	5.9	52.1	41.4	25.0	15.8	食塩相当量 0.07 g（たんぱく質調整米粉）
越後の食パン	268	0.37	5.9	54.2	38.5	6.0	14.0	2枚約 100 g
ふつうのご飯*	168	2.5	0.3	37.1	60.0	34.0	29.0	
ふつうの食パン*	264	9.3	4.4	46.7	38.0	83.0	97.0	

（*日本食品標準成分表 2015〈七訂〉より）

表3-10　低たんぱく質小麦粉とふつうの小麦粉の成分比較　（100 g中）

食品名	エネルギー (kcal)	たんぱく質 (g)	脂質 (g)	炭水化物 (g)	水分 (g)	リン (mg)	カリウム (mg)
低たんぱく質小麦粉*	355	5.3	0.9	81.4	12.1	66.2	73.4
でんぷん小麦粉*	350	0.3	0.4	86.3	12.9	45.2	4.8
薄力粉（1等）	349	7.7	1.3	73.1	14.0	60	110
中力粉（1等）	337	8.3	1.4	69.5	14.0	64	100
強力粉（1等）	337	11.0	1.3	66.8	14.5	64	89

*製造・販売：グンプン　（日本食品標準成分表 2020〈八訂〉より）

低たんぱく質食品

・消費者庁の認可により腎臓病などの人のためにつくられたもので，低たんぱく質ご飯，そばなどがある（これらの食品でも認可のないものがある）．

エネルギーの増やし方

1 炭水化物で増やす

●甘味度の低い調味料を用いる

一般に甘味調味料のエネルギー量はほとんど変わらない（液状甘味料はやや低い）が，**表 3-11** に示すように，甘味度はかなりの差がある．

甘味度の低いものとしては，粉あめが一般に用いられている．粉あめは，低甘味ブドウ糖重合体で，でんぷんの糖分解過程で粉末状に取り出した甘味料であるが，砂糖と同甘味にするためには多量に使用することができるので，エネルギーを上げることができる．しかし多量に使用すると，高 TG 血症や，糖尿病性腎症の場合では高血糖を引き起こすことがあるので注意が必要である．

砂糖と同甘味にするために必要な各糖の濃度は次のようになる．

砂糖 15 % = 果糖 13 % = ブドウ糖 20 %
= 麦芽糖 45 %

●でんぷんの多い食品をできるだけ多く副食にとり入れる

表 3-12 にでんぷんの多い食品を示した．

表 3-11　糖のエネルギー量と甘味度

（100 g 中）

種　類	エネルギー (kcal)	甘味度
砂　糖	391	100
果　糖	375	120～150
ブドウ糖	342	50～70
水あめ	342	30 前後
粉あめ	397	35～40

2 油脂で増やす

●脂質エネルギー比率を 20～30 %の範囲にする

多脂食品は共通してエネルギーが高いので，食品中もっとも少量でエネルギー補給ができるため，脂質エネルギー比率に注意して，たんぱく質性食品の減少エネルギー分を油脂で補うとよい．

●消化のよい脂質を選ぶ

① 乳化脂肪を利用する：油脂類は，一般に胃内滞留時間が長い．いわゆる腹もちはよくなるが，胃腸への負担がかかりやすい．多くとる場合は，消化吸収のよい乳化脂肪を利用するとよい．例としてバター，マヨネーズ，卵黄，乳脂肪（生クリーム）があげられる．

② MCT 製品を利用する：MCT 製品は腸管内酵素による加水分解が LCT（ふつうの食品に含まれている油脂は，ほとんど LCT である）より速く完全である．したがって，消化吸収が速く消化管の負担が少ない．市販の MCT 製品には，パウダーとオイルがある（MCT の生理作用については，p.49 参照）．

表 3-12　でんぷん食品のエネルギー量

たんぱく質が比較的少ないもの　（100 g 中）

食品名	エネルギー (kcal)	たんぱく質 (g)
はるさめ（乾）	346	0
片栗粉	338	0.1
さつまいも	126	1.0
じゃがいも	59	1.3
さといも	53	1.2
長いも	64	1.5
スイートコーン(生)	89	2.7

（日本食品標準成分表 2020〈八訂〉より）

● MCT の使用上の注意

一度に多量摂取すると，腹部不快感や一過性の下痢をともなうことがある．患者の消化吸収機能に応じて少量からはじめ，少しずつ増やしていく．これはMCTの吸収が速いことによるものといわれている．

使用量は30～50 g/日，1回10 g程度を目安として分けて用いる．

調理上の注意と工夫

調理上留意しなければならないことは，たんぱく質性食品を減らしたために献立内容が貧弱にならないような工夫をすることである．

また，たんぱく質を減らすと必須アミノ酸バランスの低下を招くので，多品目のたんぱく質性食品を用いて料理することが大切である．

そのためには，次の点に注意する．

① 主菜のカサを減らさないこと．

② 副菜のカサを増やすこと．

③ たんぱく質調整食品を適宜に利用すること．

④ 低たんぱく質食によるエネルギーの低下を避けるために，低甘味調味料をじょうずに使用すること．

⑤ でんぷんの多い食品を組み入れること．

⑥ 油脂を利用すること．

⑦ 間食をとり入れること．

1 主菜のカサを減らさない工夫

主菜は一般にたんぱく質性食品を中心として組み立てられている．これを制限すると主菜としてのカサが減り貧弱になるので，野菜やきのこ・海藻類を加えたり，揚げ物にして衣でカサを増やすのも一方法である．

表3-13に例を示す．

表3-13　主菜のカサを減らさない工夫

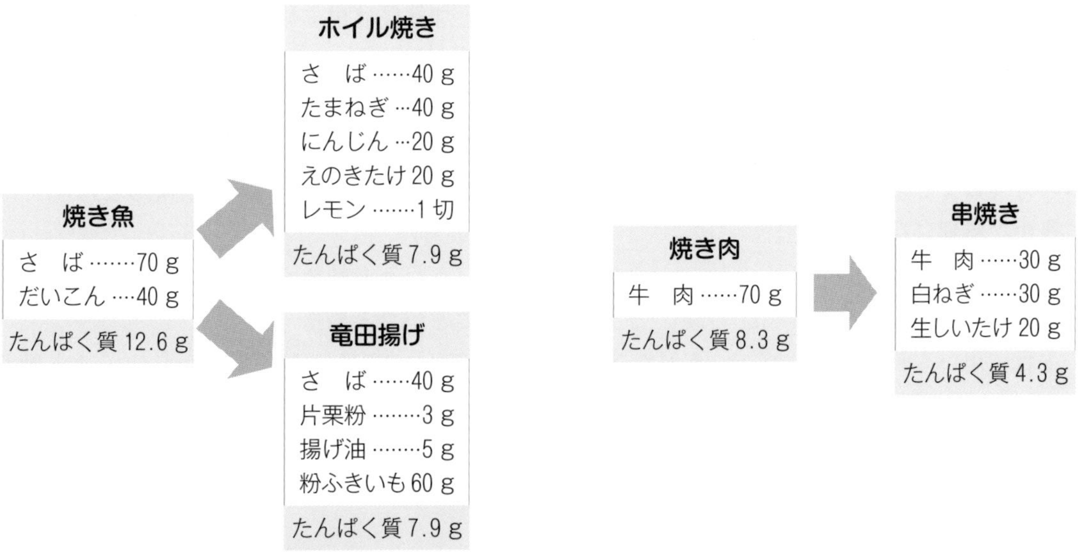

MCT 製品の成分（100 g 中）

	エネルギー(kcal)	たんぱく質(g)	脂　質（g）	炭水化物（g）	備　考
マクトンゼロパウダー	789	0	78.5	20.5	脂質：MCT 78.5 %
マクトンオイル	900	0	100	0	脂質：MCT 85 %

表 3-14　副菜のカサの増やし方

ぬた和え	→	ぬた和え
ね　ぎ……40 g		ね　ぎ……70 g
い　か……20 g		しめじ……10 g
酢みそ……15 g		酢みそ……17 g
		ごま…………3 g
		からし……少々
たんぱく質 3.9 g		たんぱく質 2.4 g
		ごま，からしを入れて味にコクを出す

筑前煮	→	筑前煮
鶏　肉……30 g		鶏　肉……10 g
ごぼう……15 g		ごぼう……20 g
れんこん…15 g		れんこん…20 g
にんじん…10 g		たけのこ…20 g
こんにゃく…20 g		にんじん…10 g
油　…………3 g		こんにゃく…30 g
		油　…………3 g
		スープキューブ
たんぱく質 5.3 g		たんぱく質 2.7 g
		だしを濃くして肉のうま味の代わりにする

2　副菜のカサの増やし方

副菜にたんぱく質性食品を用いる場合は，その食品を除くか減らし，その代わりに野菜またはきのこ・海藻類などのたんぱく質の少ない食品を加えてカサを増やす．この場合，たんぱく質性食品を減らすことで，味にコクがなくなるので，油，だし，香辛料などをじょうずに使うことが大切である．

表 3-14 に例を示す．

3　多品目のたんぱく質性食品を用いて料理の工夫をする

たんぱく質性食品の重量を減らしただけでは貧弱な料理になるので，多品目の食品を一つの料理にまとめて用いるとボリュームが出て豊かな料理になる．

表 3-15 に例を示す．

4　たんぱく質調整食品などの使い方

主食に用いられるご飯，パン，うどんなどにはたんぱく質がかなり含まれている．主食を減らしてその分のたんぱく質を副菜にまわすと料理が豊かになる．たんぱく質の制限が大きい場合は，たんぱく質調整食品を主食の代替として用いるとよい．

以下に，おもなたんぱく質調整食品とでんぷん製品の使い方を記した．

●低たんぱく質ご飯

【使い方】（レトルト製品，160～180 g パック）

① 袋ごと熱湯で 8～10 分加熱する．

② 電子レンジで加熱する．

③ 袋から取り出し，蒸し器で中火で 5～7 分（比較的軟らかくできる）蒸す．

④ 加熱後は早く硬くなるので，弁当に入れる場合などラップしておくとよい．

⑤ 加熱後，チャーハン，すし，かゆなどに利用できる．

●でんぷんめん（乾きしめん，乾うどん）

【使い方】

① ふつうの乾めんと同じような料理に用いることができる．

② 水に 10 分ほど浸してからゆでると軟らかくなる．

③ ゆでたのち，さらに加熱調理をするときは，注意しないとぷつぷつ切れやすい．

表 3-15　多品目のたんぱく質性食品を用いてカサを増す工夫

天ぷら	
え　び	50 g
さつまいも	20 g
小麦粉	10 g
卵	5 g
たんぱく質 9.1 g	

→

かき揚げ	
い　か	10 g
え　び	10 g
さつまいも	20 g
みつば	5 g
低たんぱく質小麦粉	10 g
コーンスターチ	5 g
卵	5 g
たんぱく質 4.2 g	

煮　魚	
かれい	70 g
さといも	40 g
たんぱく質 12.9 g	

→

魚ととうふの煮物	
かれい	30 g
焼きどうふ	40 g
さといも	40 g
たんぱく質 8.9 g	

ハンバーグステーキ	
牛ひき肉	60 g
たまねぎ	40 g
パン粉	5 g
卵	10 g
たんぱく質 10.6 g	

→

とうふハンバーグ	
牛ひき肉	10 g
とうふ	50 g
たまねぎ	50 g
卵	10 g
低たんぱく質小麦粉	5 g
たんぱく質 6.6 g	

だし巻き卵	
卵	70 g
たんぱく質 7.9 g	

→

ゆで卵の野菜あんかけ	
卵	30 g
野菜あん	
たまねぎ	40 g
にんじん	10 g
え　び	10 g
グリンピース	3 g
たんぱく質 5.4 g	

●でんぷんもち（真空パック）

でんぷん製品のなかでは比較的食べやすい．

【使い方】

① 焼きもち：網で焼き，しょうゆをつけて熱いうちに食べる．

② あべかわもち：焼くか，ゆでて，熱いうちにきな粉をまぶして食べる．

③ 揚げもち：比較的低い温度で揚げないと，なかまで火が通らない．

●でんぷん粉・低たんぱく質粉

でんぷん小麦粉，低たんぱく質小麦粉，たんぱく質調整米粉などがあり，これらを用いてパンなどをつくる．この場合，粘りが少なく，つくりにくいので，ベーキングパウダーや油脂を用いたり，香辛料を加えるとよい．

また，低たんぱく質粉でつくられたスパゲッティやうどんなどがあるが，ゆで時間に注意する．粘りが少ないので，ぷつぷつ切れやすい．

料理例を**表 3-16，17** に示す．

5　甘味調味料の使い方

●砂糖のとり方

砂糖は調味の仕方や水分量によって甘味の感じ方が異なる．使用量を増してエネルギー

表 3-16　でんぷん小麦粉を用いた料理例

蒸しパン	
でんぷん小麦粉	30 g
ベーキングパウダー	0.5 g
さつまいも	30 g
砂　糖	10 g
バター	5 g
たんぱく質	0.4 g

注）でんぷん小麦粉を用いると，うま味が少ないので，さつまいもや干しぶどうを加えたほうが食べやすい

表 3-17　低たんぱく質小麦粉を用いた料理例

ドーナッツ	
低たんぱく質小麦粉	40 g
ベーキングパウダー	0.5 g
揚げ油	4 g
粉砂糖	5 g
シナモン	少々
たんぱく質	2.1 g

低たんぱく質パン	
低たんぱく質小麦粉	100 g
無塩バター	30 g
ドライイースト	2 g
ベーキングパウダー	少々
粉あめ	10 g
砂　糖	10 g
レーズン	5 g
たんぱく質	6.1 g

注）低たんぱく質小麦粉ではパンがぱさぱさするので，バターや砂糖を多く使ってしっとりさせる．膨化剤はイーストだけでなくベーキングパウダーを合わせて用いる（2 食分）

を上げるためには，使用量が多くても甘味の感じ方が弱いほうが効果的である（p.31 参照）．

●低甘味ブドウ糖重合体の調理特性と注意点

甘味が低いのでエネルギー補給時には使用量を増やせるが，使用にあたってはその特性をよく知ったうえで適切な使い方をする必要がある．

粉あめ（表 3-18）

① 甘味度は砂糖より低く，砂糖の 12.5～20 % である．

② 吸湿性に富み，水によく溶ける．水溶液は無色透明，無臭である．

③ 粘性が高く，加熱，撹拌により，とくに粘性を増す．高濃度の場合は強く撹拌しないこと．

④ 煮物，和え物，ゼリーやくずもちなどに適するが，酢の物については多量用いると酸味が薄くなるので適さない．また，水分の少ないクッキーなどの菓子をオーブンを用いて高温で焼く場合はあめ状になるので適さない．

⑤ 一度に多量に用いると味がくどいので，甘味の強い料理には砂糖と併用するほうがよい．40 % 濃度が上限である．

粉あめ 100 g 中の栄養量

- エネルギー 397 kcal
- たんぱく質 0 g
- 脂質 0 g
- 炭水化物 97 g
- ナトリウム 0 mg
- カリウム 0 mg
- カルシウム 0 mg
- リン 1 mg

表 3-18　粉あめに適した料理例　＊粉あめの甘味を砂糖の 20 %とした場合

甘みそ

白みそ	20 g
砂　糖	4 g
粉あめ	6 g
酒	2 g

甘味砂糖換算：4＋(6×0.2)＝5.2 g

エネルギー増加分
{(4+6)－5.2(g)}×4＝19.2(kcal)

きんとん

さつまいも	50 g
砂　糖	10 g
粉あめ	40 g
水	10 mL

甘味砂糖換算：10＋(40×0.2)＝18 g

エネルギー増加分
{(10+40)－18(g)}×4＝128(kcal)

フルーツジュース

バナナ	50 g
りんご	30 g
もも缶	20 g
レモン汁	5 g
粉あめ	20 g
水	60 mL

甘味砂糖換算：20×0.2＝4 g

エネルギー増加分
(20－4(g))×4＝64(kcal)

ワインゼリー

カラギーナン	3 g
ワイン	20 g
水	100 mL
砂　糖	5 g
粉あめ	20 g

甘味砂糖換算：5＋(20×0.2)＝9 g

エネルギー増加分
{(5+20)－9(g)}×4＝64(kcal)

⑥　多量に使用するときは浸透圧が上昇して，食品が脱水されて硬くなる．煮物の場合は，できあがり直前に粉あめを加えると硬くならず，てりが出る．

⑦　換水値は 60 %である．

6　でんぷんの多い食品の使い方

●山のいも（つくねいも）

①　まぐろの山かけ：さし身まぐろを角切りにして，すりおろした山のいもをかける．

②　山かけそば：ゆでたそばに山のいものすりおろしとだしをかける．

③　山のいもの二杯酢：せん切りにした山のいもを二杯酢で和え，上に糸のりをかける．

●さつまいも

①　重ね煮：さつまいもとりんごとバターを交互に重ねて煮る．

②　さつま汁：だいこん，にんじん，油揚げ，さつまいも，豚肉，ねぎ入りのみそ汁とする．

③　間食に利用：スイートポテト，焼きいも，ふかしいもなどとする．

●はるさめ，ビーフン

①　ゆでて軟らかくもどし，酢の物や中華風サラダに加える．

●料理に加えてとろみを出す

①　薄くず汁：片栗粉　1～1.5 %

②　あんかけ：片栗粉　2～3 %

③　くず引き：片栗粉　3～5 %

●冷却して料理や間食に利用する

①　くず切り：くず粉　10 %

②　ごまどうふ：くず粉　10 %

③　わらびもち：わらびもち粉　10～20 %

テスト

――砂糖，粉あめの味の比較――

1. 砂糖と粉あめの甘味度の比較

	文献値	実験値	
砂　糖	100	100	(g)
粉あめ	30	40	

砂糖 20 %液相当で比較

【方法】

ⓐ　砂　糖　20 %溶液

ⓑ　粉あめ　60 %溶液

ⓒ　粉あめ　80 %溶液

【結果】

①　ⓐⓑ溶液の比較：粉あめ 60 %は砂糖に比して甘くなかった．

②　ⓐⓒ溶液の比較：ほぼ同じ甘さであった．

粉あめの甘味度は，文献値では砂糖 100 に対して 30 であるが，実験値は 40 であった．

2. 粉あめの味と使用量

	砂糖 20 %液相当甘味		砂糖 10 %液相当甘味	
	味	溶解の状態	味	溶解の状態
粉*あめ	くどい	透明 やや粘度が高い	くどいがおいしい	透明 粘度が低い
	*粉あめ（水 100 g：粉あめ 80 g）		*粉あめ（水 100 g：粉あめ 40 g）	

【結果】　粉あめは 80 %(砂糖 20 %液相当)では味がくどく，40 %くらいが使用限度である．

――粉あめの調理法による比較――

1. りんごのコンポート

砂糖濃度 10 %液相当甘味の粉あめ添加によるテスト

①　まぶして煮る――りんご 100 g に粉あめ 40 g をまぶして水分の溶出をはかり，その水分で加熱する．

【結果】　硬くて食べにくい．

②　水煮後加える――軟らかくなったら粉あめを加える．

【結果】　りんごがふたたび硬くなり食べにくい．

【総合結果】　りんごのコンポートは，添加甘味の 80 %程度の砂糖を用い，残りの 20 %を粉あめにかえるとよい．

2. 高野どうふの含め煮

【方法】ⓐⓑⓒの 3 つの方法による調理法で，仕上がりの味覚をテストした．

ⓐ　基本材料

高野どうふ　……………………………1 個（18 g）
もどして軽く絞ると約 100 g
だし汁 …………150 mL（50 mL まで煮つめる）
砂　糖 ……………8 g（全量 150 g として 5 %）
しょうゆ ……………………………………10 mL

《調理法》　全調味料を加えた液に高野どうふを加え，15 分間ゆっくり煮含める．

ⓑ　粉あめ（始めから粉あめを入れて煮る）

同甘味
砂糖 8 g → 粉あめ 32 g に置き換える
その他は基本材料と同じ

《調理法》　ⓐと同じ．ただし 25 分ほど弱火でゆっくり煮含める．

ⓒ　粉あめ（あとから粉あめを加える）

材料はⓑと同じ

《調理法》　高野どうふをだし汁で 10 分間煮たのち，粉あめとしょうゆを加えて 15 分間弱火で煮含める．

【結果】

	ⓐ	ⓑ	ⓒ
高野どうふの性状	軟らかく，味がよくしみ込んでいる	脱水して硬く，煮汁が多い	煮汁はやや多いが軟らかくⓐに近い
加熱時間	15 分	25 分	25 分

①　砂糖と同甘味の粉あめを添加すると，糖濃度が高くなり浸透圧が上昇して，高野どうふは脱水し組織が硬くなる．粉あめの添加はあとから入れるほうが軟らかくなる．

②　ⓑの方法で“きんぴらごぼう”をつくると，ごぼうが筋っぽくなり硬くなる．また味もくどく感じられる．このような場合は，粉あめの量を減らし砂糖と併用するとよい．

表 3-19　料理別にみた油の使用量　（%）

スクランブルエッグ	4	野菜炒め	4
中華風炒り卵	10	焼きそば（そば＋具）	4
チャーハン（飯＋具）	15	カレー	4
（具はご飯の 30～40 %）		肉＋野菜 170 g，ルウ 20 g（脂質 34 %）	
きんぴら	4	ハンバーグ	8
あさりのスパゲッティ	4	（たまねぎ炒め用 4 %，焼き油 4 %）	
（ゆでスパゲッティ＋具）		ムニエル（バター 3 %，油 3 %）	6

（女子栄養大学出版部．調理のためのベーシックデータ 第 6 版．2022 より）

7　油脂の使い方

●油を吸収しやすい食品

なす，とうふ，いも類，おから，卵，スパゲッティ，パン（パン粉），はるさめ

●油脂の使用量が多くても食べやすい料理（表 3-19）

●油脂でエネルギーを上げる料理の工夫

同じ材料を使った料理でも油脂によってエネルギーを上げる工夫をする（**図 3-5**）．

● MCT 製品の調理特性と使用例（表 3-20）

パウダー状

① 温度に左右されず簡単に水に溶ける．

② 植物油を入れると，量が少なければペースト状，多ければ分散して沈殿する．

③ 塩を直接入れると乳化がこわれる．

④ 酸（食酢）は pH が低下して乳化がこわれ，分離する．

⑤ 一度に多く入れるとダマができやすい．また料理が白濁する．

オイル状

① 味はふつうの油よりさっぱりしている．

② 加熱すると低分子のため，熱安定性が悪い．

③ 高温加熱により発煙，泡立ちが起きる（揚げ油として用いることができるが，温度に注意する．発煙点：140℃，引火点：223℃，発火点：227℃）．

④ LCT（普通の油）と混合しても性質は変化しない．

8　間食のとり方（表 3-21）

3 回の食事のみでエネルギーを高めると量が増すので，おやつをとり入れてエネルギーを上げるとよい．エネルギーアップをはかるには少量でエネルギーの高いものを選ぶ．

低たんぱく質食の調理の工夫　まとめ

- 減らしたたんぱく質性食品に由来するエネルギーを脂質と炭水化物でとる．脂質エネルギー比率は，25～30 %範囲内にする．
- 炭水化物でエネルギーを増やす方法は，低甘味調味料を利用する．
- 油脂でエネルギーを増やす方法は，消化のよい乳化脂肪や MCT 製品でとる．
- 一品の料理のカサを増やす工夫をする．
- たんぱく質調整食品を用いて，副食で変化をつける．
- エネルギーの不足には，エネルギー調整食品を用いるのもよい．

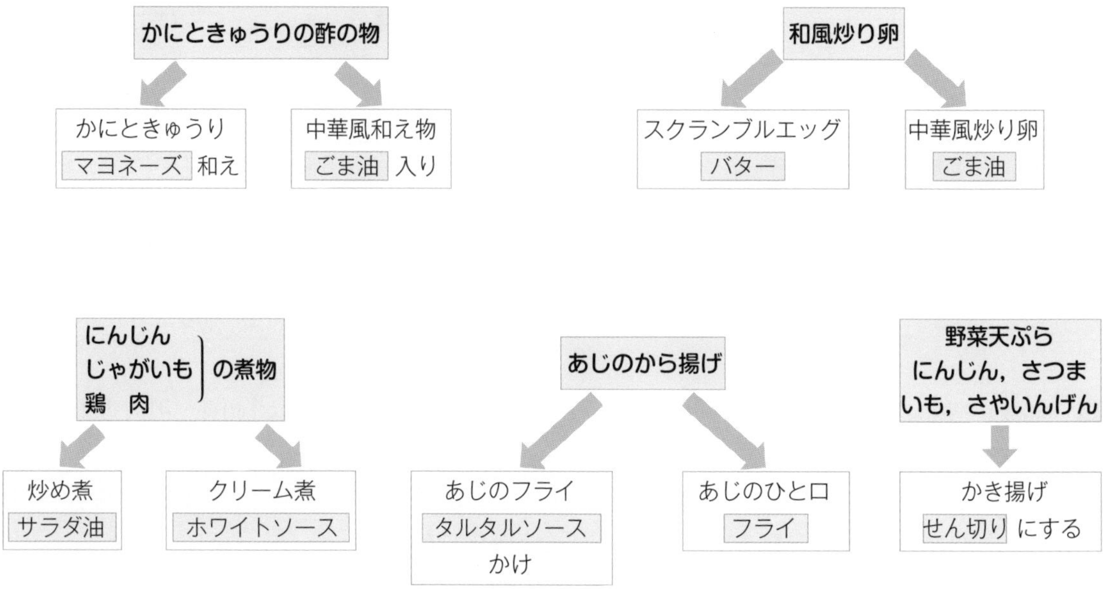

図 3-5　油脂によって同一料理法のエネルギーを上げる工夫

表 3-20　MCT 製品の調理使用例

筑前煮	
鶏　肉……15 g	油……5 g
ごぼう……20 g	砂　糖……5 g
れんこん……20 g	酒……3 g
にんじん……10 g	しょうゆ（うす口）…6 g
こんにゃく……20 g	MCT オイル……5 g
グリンピース……3 g	
エネルギー　165 kcal たんぱく質　3.8 g 脂　質　10.5 g 食塩　1 % 砂糖　5 %	▶アドバイス ①　ほぼ煮上がったころ MCT オイルを加えて，ひと煮立ちさせるとつやが出る． ②　MCT パウダーを使用する場合は，お湯で溶かして加える．

けんちん汁	
とうふ……50 g	ね　ぎ……3 g
油……5 g	だし汁……80 mL
だいこん……20 g	しょうゆ（うす口）…8 g
にんじん……10 g	酒……3 g
こんにゃく……10 g	MCT パウダー*……5 g
さといも……10 g	
エネルギー　133 kcal たんぱく質　3.5 g 脂　質　10.4 g 食塩　0.7 % （具＋だし汁）	▶アドバイス ①　MCT パウダーを仕上げに加えると，汁が白濁するが味はよい． ②　MCT オイルを加える場合は，油っぽい感じにできあがる．

*MCT パウダーの栄養価はマクトンゼロパウダーで算出

表 3-21　高エネルギーの間食例

カルピスゼリー	冷しくず湯	アイスクリーム	スイートポテト
かんてん……1 g	片栗粉……10 g	生クリーム……15 g	さつまいも……70 g
水……80 mL	砂　糖……10 g	水……40 mL	無塩バター……4 g
粉あめ……15 g	粉あめ……20 g	砂　糖……5 g	砂　糖……10 g
MCT パウダー……10 g	水……100 mL	粉あめ……25 g	粉あめ……10 g
カルピス……15 g	もも缶……30 g	ラム酒漬けレーズン……5 g	生クリーム……10 g
レモン汁……少々	みかん缶……20 g	レモン（汁）……少々	｛卵黄……1 g
			｛みりん……1 g
エネルギー　165 kcal	エネルギー　190 kcal	エネルギー　196 kcal	エネルギー　242 kcal
たんぱく質　0.1 g	たんぱく質　0.2 g	たんぱく質　0.3 g	たんぱく質　1.0 g

食事計画と献立の実際

1　食事計画の手順

●基本的な考え方

たんぱく質量，エネルギー量は疾病の種類，症状により決める．とくにエネルギー量の確保が低たんぱく質食の原則である．動たん比率を 40 %以下にならないように努力する．

たんぱく質量を減らすことによりエネルギー量が低下するので，その不足を砂糖，でんぷん，脂質で補う．この場合，脂質エネルギー比率は 25～30 %の範囲にとどめることが大切である．

（例）エネルギー 2,000 kcal，たんぱく質 45 g の場合（たんぱく質調整食品使用の場合）

●栄養成分の配分

①　たんぱく質 45 g（エネルギー比率 9 %）
②　動物性たんぱく質　23 g
　（動たん比率 50～51 %）
③　脂質　60 g（エネルギー比率 27 %）
④　炭水化物 320 g（エネルギー比率 64 %）

●食品の配分

①　主食，いも，間食，砂糖類で炭水化物由来のエネルギー（1,200 kcal）を配分する．
　いも（炭水化物の多い野菜を含む）
　　100 kcal 相当量
　間食（砂糖，果物を含む）
　　300 kcal 相当量
　主食　　800 kcal 相当量
②　野菜量を決める．
　緑黄色野菜　　150 g
　その他の野菜　200 g
　たんぱく質の多い野菜は多く用いないようにする．
③　動物性食品の量を決める．
　牛乳を 180 g とする（たんぱく質量 6 g）
　23－6＝17(g)
　たんぱく質 17 g を魚介類，肉類，卵類で分けてとる．

④　豆および豆製品の量を決める．

45−(23＋9＋6)≒7(g)

たんぱく質 7 g 相当量を豆および豆製品でとる．

23 g：動物性食品に由来するたんぱく質

9 g：主食に由来するたんぱく質

6 g：野菜，いも，その他に由来するたんぱく質

⑤　添加油脂量を決める．

他の食品の脂質のとり方により量は異なるが，たんぱく質性食品の減少により，減った脂質は添加油脂で補う．

添加油脂量＝60−(a＋b＋c)

a：主食に由来する脂質

b：たんぱく質性食品に由来する脂質

c：その他食品に由来する脂質(約 1 g)

●まとめ

以上をまとめて，基本食と比較したのが**表 3-22** である．

表 3-22　基本食と低たんぱく質食の栄養成分と食品の配分

	基本食	低たんぱく質食
エネルギー	2,000 kcal	2,000 kcal
たんぱく質	65 g	45 g
脂　質	55 g	60 g
いも（炭水化物の多い野菜を含む）	50 kcal 相当量	100 kcal 相当量
間食（果物を含む）	200～250 kcal 相当量	300 kcal 相当量 エネルギー調整食品を含む
主　食	900 kcal 相当量	800 kcal 相当量
緑黄色野菜	150 g	150 g
その他の野菜	200 g	200 g
牛　乳	200 g	180 g
魚介類，肉類，卵類	たんぱく質 26 g 相当量	たんぱく質 17 g 相当量
豆および豆製品	たんぱく質 7 g 相当量	たんぱく質 7 g 相当量
添加油脂	(55 g)−(他の食品由来の脂質)	(60 g)−(他の食品由来の脂質)

・たんぱく質性食品の減少により副食の量が減るので野菜，いもでカサを増す

・主食に由来するたんぱく質を減らすために，たんぱく質調整食品を用いる．エネルギーの不足分は糖類と油脂で補うようにする．場合によってはエネルギー調整食品を加える

2　低たんぱく質食の献立

基本食（p.22，23 の例 1，2）から低たんぱく質食への献立の展開例を**表 3-23，24** に示した．

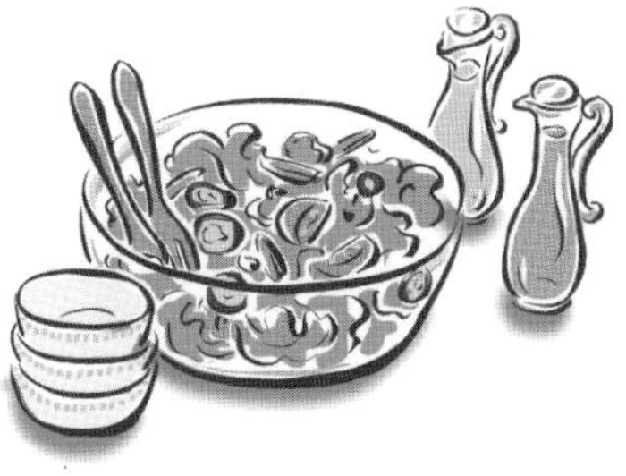

表 3-23　基本食より低たんぱく質食への展開（1）

エネルギー 2,000 kcal，たんぱく質 65 g → エネルギー 2,000 kcal，たんぱく質 45 g

	基本食（例1）		(g)	低たんぱく質食		(g)	展開のヒント
朝食	パン	食パン	100	パン	クロワッサン	80	・食パンをクロワッサンにかえる
	ジャム	いちごジャム	20	ジャム	いちごジャム	20	
	野菜とゆで卵のサラダ	きゅうり	30	野菜とゆで卵のサラダ	きゅうり	30	
		トマト	30		トマト	30	
		卵	25		卵	25	
		ドレッシング	15		ドレッシング	10	
	牛乳	牛乳	200	牛乳	牛乳	200	
	果物	グレープフルーツ	80	果物	グレープフルーツ	80	
昼食	ご飯	ご飯	200	ご飯	たんぱく質調整ご飯 1/5	180	・たんぱく質調整ご飯 1/5（ゆめごはん，p.65）にかえる
	さばの塩焼き	さば	80	たらのムニエル	たら	60	
		塩	0.3		バター	5	・さばを，たら 50 g にかえ，ムニエルにする
	つけ合わせ	かぶ	20		小麦粉	5	
		酢	2		塩	0.3	・魚の分量が減るのでつけ合わせでカサを増やす
		塩	0.2				
	根菜の炒め煮	こんにゃく	30	ほうれん草のソテー	ほうれん草	60	
		ごぼう	30		えのきたけ	20	
		さといも	40		油	5	
		にんじん	20		塩	0.3	
		グリンピース	3	根菜の炒め煮	こんにゃく	30	
		油	4		ごぼう	30	
		砂糖	3		さといも	40	
		しょうゆ	6		にんじん	20	
	ほうれん草のおひたし	ほうれん草	40		グリンピース	3	
		えのきたけ	20		油	4	
		ごま	2		砂糖	3	
		しょうゆ	4		しょうゆ	6	
	冷やしとうふ	とうふ（絹ごし）	70	とうふのおろしかけ	とうふ（木綿）	70	・料理のカサを増やすためにおろしかけにする
		葉ねぎ	3		葉ねぎ	3	
		しょうゆ	3		だいこん	30	
					しょうが	3	
					しょうゆ	3	
夕食	ご飯	ご飯	200	ご飯	たんぱく質調整ご飯 1/5	180	・たんぱく質調整ご飯 1/5 にかえる
	とんかつ	豚（かた・皮下脂肪なし）	60	串かつ	豚（かた・皮下脂肪なし）	40	・豚肉の量を減らし，たまねぎとピーマンを足して串かつにする
		塩	0.1		たまねぎ	30	
		こしょう	少々		ピーマン	15	
		小麦粉	4		塩	0.1	・串かつにすることで衣の吸油量を増やし，エネルギーを増加させる
		パン粉	8		こしょう	少々	
		揚げ油	10		小麦粉	4	
		卵	10		パン粉	8	
					揚げ油	10	
					卵	10	
	カクテルソース	トマトケチャップ	7	カクテルソース	トマトケチャップ	7	
		ウスターソース	3		ウスターソース	3	
	なすのソテー	なす	50	なすのソテー	なす	50	
		塩	0.2		塩	0.2	
		こしょう	少々		こしょう	少々	
		油	5		油	5	
		レタス	10		レタス	10	
	こまつ菜の酢みそ和え	こまつ菜	50	こまつ菜の酢みそ和え	こまつ菜	50	
		生わかめ	10		生わかめ	10	
		白みそ	8		白みそ	8	
		砂糖	3		砂糖	3	
		酢	5		酢	5	
	野菜スープ	たまねぎ	30	さつまいものきんとん	さつまいも	30	・スープをやめてきんとんにかえることで，エネルギーを増やす
		にんじん	10		砂糖	10	
		じゃがいも	40		レモン（果汁）	40	
		固形スープ	1.3				
		水	100				
	果物	いちご	20	果物	いちご	20	
栄養量	エネルギー 1,903 kcal たんぱく質 67 g 動たん比率 54 % 脂質 58 g 食塩相当量 7.3 g	エネルギー比率（%） P 14，F 28，C 58 飽和脂肪酸 7		エネルギー 1,926 kcal たんぱく質 46 g 動たん比率 57 % 脂質 65 g 食塩相当量 5.9 g	エネルギー比率（%） P 10，F 31，C 59 飽和脂肪酸 6		

表3-24　基本食より低たんぱく質食への展開（2）

エネルギー2,000 kcal，たんぱく質65 g→エネルギー2,000 kcal，たんぱく質45 g

	基本食（例2）		(g)	低たんぱく質食		(g)	展開のヒント
朝食	ご飯	ご飯	200	ご飯	たんぱく質調整ご飯1/5	180	・たんぱく質調整ご飯1/5（ゆめごはん，p.65）にかえる
	高野どうふの含め煮	高野どうふ	5	高野どうふの含め煮	高野どうふ	5	
		さやいんげん	20		さやいんげん	20	
		砂糖	3		砂糖	3	
		しょうゆ	4		しょうゆ	4	
	なすとわかめのみそ汁	なす	30	なすとさといものみそ汁	なす	30	
		生わかめ	5		さといも	30	・わかめをさといもにかえて，エネルギーを増やす
		みそ	10		みそ	10	
		だし汁	150		だし汁	150	
	漬け物	小かぶ漬け（皮つき）	15				
昼食	ご飯	ご飯	200	ご飯	たんぱく質調整ご飯1/5	180	・たんぱく質調整ご飯1/5にかえる
	鶏のから揚げ	若鶏（もも・皮つき）	70	鶏のから揚げ	若鶏（もも・皮つき）	40	・鶏肉を減らして，たまねぎを追加する
		ピーマン	20		たまねぎ	30	
		しょうゆ	4		ピーマン	20	
		片栗粉	5		しょうゆ	5	
		揚げ油	6		片栗粉	5	
					揚げ油	6	
	ブロッコリーのサラダ	ブロッコリー	40	ブロッコリーのサラダ	ブロッコリー	40	
		ドレッシング	7		ドレッシング	7	
		レモン	10		レモン	10	
	もやしのナムル	もやし	60	もやしのナムル	もやし	60	
		にんじん	15		にんじん	15	
		スイートコーン	10		スイートコーン	10	
		葉ねぎ	3		葉ねぎ	3	
		しょうが	3		しょうが	3	
		ごま油	5		ごま油	5	
		しょうゆ	3		しょうゆ	3	
	ほうれん草の卵とじ	卵	50	しいたけの酢の物	生しいたけ	30	・卵とじを酢の物にかえる
		ほうれん草	20		青とうがらし	20	
		生しいたけ	10		生揚げ	30	
		しょうゆ	4		酢	8	
		だし汁	10		砂糖	2	
					塩	0.2	
夕食	ご飯	ご飯	200	ご飯	たんぱく質調整ご飯1/5	180	・たんぱく質調整ご飯1/5にかえる
	ぶりの照り焼き	ぶり	80				
		みりん	2	たいのムニエル	たい	60	・ぶりをたいにかえて，分量を減らしたが，ムニエルにすることで見た目を大きくする
		しょうゆ	4		小麦粉	3	
		さといも	70		塩	0.4	
		オクラ	15		油	5	
	野菜の炒め煮	にんじん	15	ポテトサラダ	じゃがいも	70	・煮物をサラダにかえて，マヨネーズでエネルギー不足を補う
		たけのこ	20		卵	25	
		油	4		にんじん	15	
		砂糖	3		きゅうり	20	
		しょうゆ	6		マヨネーズ	20	
					塩	0.5	
	はくさいの酢の物	はくさい	60	はくさいの酢の物	はくさい	60	
		のり	0.5		のり	0.5	
		酢	6		酢	6	
		砂糖	2		砂糖	2	
		しょうゆ	2		しょうゆ	2	
	果物	みかん	100	果物	みかん	100	
間食	牛乳	牛乳	200	菓子	エネルギー調整ゼリー	83	・エネルギー調整ゼリー（カップアガロリー，p.79）でエネルギーを補う
				牛乳	牛乳	200	
栄養量	エネルギー1,902 kcal たんぱく質 68 g 動たん比率 58 % 脂質 53 g 食塩相当量 7.1 g	エネルギー比率（%） P 14，F 25，C 61 飽和脂肪酸 7		エネルギー1,999 kcal たんぱく質 44 g 動たん比率 61 % 脂質 58 g 食塩相当量 5.8 g	エネルギー比率（%） P 9，F 26，C 65 飽和脂肪酸 5		

表 3-25　エネルギー 2,000 kcal，たんぱく質 45 g の食品構成表（例）

	穀類		いも類（g）	砂糖類（g）	油脂類（g）	大豆製品（g）	魚介類（g）	獣鶏肉類（g）	卵類（g）	乳類（g）	果実類（g）	緑黄色野菜（g）	その他野菜（g）	特殊食品（g）	栄養量
	ご飯（g）	パン（g）													
例 1 （調整食品あり）	360[*1]	80	100	30	35	80	50	30	25	180	100	150	200	100[*2]	エネルギー 1,950 kcal たんぱく質　43 g 　動物性たんぱく質比率　58 % 脂質　61 g P 9：F 28：C 63
例 2 （調整食品なし）	400	80	100	60	43	60	40	20	20	100	100	150	200	—	エネルギー 1,982 kcal たんぱく質　46 g 　動物性たんぱく質比率　38 % 脂質　64 g P 9：F 29：C 62

[*1] たんぱく質調整ご飯 1/5　[*2] エネルギー調整食品（ゼリーなど）
食品構成表は p.14，表 4 および p.147，付表 4 参照

表 3-26　市販されているエネルギー調整食品の例

食品名	重量	エネルギー（kcal）	たんぱく質（g）	脂質（g）	炭水化物（g）	ナトリウム（mg）	カリウム（mg）	カルシウム（mg）	リン（mg）	食塩相当量（g）
ニューマクトンビスキー	1 袋（2 枚 18.6 g）	100	0.5	5.4	12.4	0	9	1.3	9	0.02
カップアガロリー	1 個（83 g）	150	0	0	37.5	0	0～14	100	0～3	0
エネルギーゼリー（もも味）	1 個（98 g）	160	0	0	38.4	63	0.7～4.0	0	0～3	0.16
マクトンようかん（小豆味）	1 個（55 g）	100	0.5	2	19.6	4.3	4	100	4.5	0.011
クリーミープリン（チーズケーキ味）	1 個（63 g）	150	0	8.8	17.1	16	6.9	5	10	0.041
グンプンクッキー（ココア味）	1 袋（1 枚 6 g）	28.1	0.09	1.08	4.48	5.5	12.5	1.6	4.3	0.013
たんぱく調整ビスコ	1 袋（2 個 10.9 g）	55	0.3	2.4	7.9	12	6	—	6	0.03
たんぱく質調整純米せんべい（サラダ味）	5 枚（16 g）	100	0.2	7.2	9.7	19	22	2	5	0.05
越後のラスク（メープルシュガー味）	1 袋（30 g）	167	0.1	10.3	18.5	78.7	4	—	2	0.2

0：未検出，—：未測定

3　たんぱく質調整食品，エネルギー調整食品の使用

市販の調整食品を使う場合（例 1）と，使わない場合（例 2）を比較したものが**表 3-25** である．

たんぱく質調整食品を使わない場合，主食由来のたんぱく質が約 18 g になる．使う場合は約 9 g と半分になるので，この分を，ほかのたんぱく質性食品でとることができる．その結果，動物性たんぱく質比率は 37 % から 51 % に上昇する（たんぱく質調整ご飯・パンについては p.65 参照）．

また，低たんぱく質食では，たんぱく質性食品由来のエネルギーが減少するので，糖類と油脂でこれを補足する．また，エネルギー調整食品を上手に使うことで，豊かな食事計画を立てることができる．エネルギー調整食品の例を，**表 3-26** にあげた．

4

食塩を減らすための調理

目 的

- ナトリウムとクロールは主として細胞外液中に存在し，カリウムは主として細胞内液にある．これらの電解質の存在によりその浸透圧や pH が一定に保たれており，その分布状態によって濃度勾配が生じて水が移動し，均衡が保たれ体液を調節している．これらの無機質の濃度を一定に保つことは生命維持に必須の条件である．しかしながら，これらの均衡状態に異常をきたすと，組織間液分画に多量の体液が移動し，全身に浮腫を生じる．その原因はいろいろあるが，間質へのナトリウムの貯留，血漿膠質浸透圧の低下，静水圧の亢進，血管壁の膨潤や血液量の増加などの理由によるものや，高血圧，毛細血管の損傷などが一般的である．これらの病態の改善をはかるためには，ナトリウム含量の多い食品および調味料を制限しなければならない．
- 食塩の摂取量は，1 日に摂取したすべての食品（調味料含む）中のナトリウム含量で計算され，p.81 脚注の計算式に従って食塩相当量として換算のうえ，決定している．
- 食塩摂取目標量は，「日本人の食事摂取基準（2020 年版）」では男性 7.5 g/日未満，女性 6.5 g/日未満に変更された．これは「高血圧治療ガイドライン 2019」が減塩目標を食塩 6 g/日未満としていることから，この量に近づけることを目標としている．
- また，味つけの決め手は塩加減にかかっている．塩は砂糖などと比較してちょうどよいと感じられる味覚領域は極端に狭い．これらのことが低食塩食のむずかしさの一因である．

ナトリウム
・推定平均必要量（成人）＝600 mg/日（食塩相当量 1.5 g/日）
・目標量（食塩相当量）成人＝男性：7.5 g/日未満
　　　　　　　　　　　　　　女性：6.5 g/日未満
高血圧および慢性腎臓病（CKD）の重症化予防のための食塩相当量は男女とも 6.0 g/日未満（食事摂取基準 2020 年版より）

適応症

全身浮腫をともなうもの

腎疾患　肝疾患　心不全　栄養失調

食塩の過剰摂取が病状に影響するもの

高血圧　動脈硬化　胃がん　など

浮腫の起こる理由

体内の水分はおもに細胞内液と細胞外液に区分され，さらに細胞外液は毛細血管により血漿と間質液に分けられている．身体の働きが正常な場合は，静水圧（血漿から間質へ水が移動する）と膠質浸透圧（間質から血漿へ水が移動する）の均衡が保たれているが，なんらかの原因により異常が起こると，間質に水が貯留する場合がある．

これを浮腫といい，次の３つの場合がある．

①　うっ血性心不全など：毛細血管において静水圧が上昇し，血漿から間質に水が多く移動して浮腫が生じる．

②　ネフローゼ症候群，肝硬変など：血中たんぱく質が減少すると膠質浸透圧が低下して，血漿から間質に水が移動する．

③　急性糸球体腎炎など：毛細血管壁の透過性が亢進して，血漿から間質に水が移動する．

食塩が血圧を上げる理由

食塩による血圧の上昇はおもに次のような理由によると考えられている．

①　血液量の増加による：食塩を過剰に摂取すると，血液の浸透圧が上昇して血管組織内の水分が血液中に移行し血液量が増す．このため血管にかかる圧力が強くなり，血圧が上昇する．

②　血管内腔が狭くなるため：血液中のナトリウム濃度が高くなると，血管組織にしだいにとり込まれる．血管組織内のナトリウム濃度が高まると，周辺組織から水分が移行し，血管壁に浮腫を生じ，その結果，血管内腔が狭められ，心臓に負担がかかるため血圧が上がる．

③　ホルモンの作用による：血管壁のナトリウム濃度の上昇により，ADH，アルドステロンなどのホルモンの分泌が促され，血圧が上昇する．

考え方

低食塩食の基本は，ナトリウム制限である．低食塩食は疾病の種類や程度によって食塩の量が定められるが，味つけはもとより，調理操作上，種々の添加目的がある．たとえば防腐，脱水，脱臭，色止め，たんぱく質の凝固，粘りや弾力を増すなどさまざまな役割を果たしている．したがって，調理操作や調味料の配合には低食塩食に適した方法を考えて，食べやすい料理の工夫をする必要がある．

〈参考〉血圧値の分類（成人血圧，単位は mmHg）

分類	診察室血圧			家庭血圧		
	収縮期血圧		拡張期血圧	収縮期血圧		拡張期血圧
正常血圧	＜120	かつ	＜80	＜115	かつ	＜75
正常高値血圧	120-129	かつ	＜80	115-124	かつ	＜75
高値血圧	130-139	かつ/または	80-89	125-134	かつ/または	75-84
Ⅰ度高血圧	140-159	かつ/または	90-99	135-144	かつ/または	85-89
Ⅱ度高血圧	160-179	かつ/または	100-109	145-159	かつ/または	90-99
Ⅲ度高血圧	≧180	かつ/または	≧110	≧160	かつ/または	≧100
(孤立性)収縮期高血圧	≧140	かつ	＜90	≧135	かつ	＜85

（日本高血圧学会．高血圧治療ガイドライン 2019．2019 より）

ナトリウムの食塩換算法

・食塩(g)＝Na(mg)×ナトリウム換算係数÷1,000

ナトリウム換算係数＝(22.99＋35.49)÷22.99≒2.54

22.99：Na の原子量

35.49：Cl の原子量

食品の食塩量

・1 日に摂取する食塩の大部分は，調味料や加工食品（添加食塩）からであるが，それ以外の食品にも自然塩として，食塩 1～2 g が含まれる．

食品の選び方

1　ナトリウムの少ない食品を選ぶ

食品中，とくに魚類にはナトリウムが多く含まれている（**表 4-1**）．

2　材料のもち味を生かす

鮮度のよい食品や旬のものを用いて調理すると，薄味でもおいしく食べられる．

3　加工食品の添加食塩に注意する

加工食品には添加食塩の多いものがかなりあるので，とりすぎないようにする．

ハム，ソーセージ，練り製品，佃煮などの加工食品には，食塩のほかにうま味調味料などのナトリウムがかなり含まれているので，その食品の食塩相当量（食塩換算値）を知り，使用量に注意する（**表 4-2，3**）．

4　減塩食品をじょうずに利用する

食塩を減らした加工食品には，調味料や日常よく利用される食品がかなり多い．栄養成分表示や日本高血圧学会ホームページに掲載の減塩食品リストを参考にうまく活用する．

●減塩食品の使用上の注意

① 減塩食品とはいえ，安心して大量に使用するとかえってナトリウムの過剰摂取を招くので，かならず計量して使うよう注意する．

② ナトリウムをカリウムに置換した食品について，注意する．塩化ナトリウムの一部を塩化カリウムに置き換えた“食塩”や，ナトリウムをカリウムに置換した“無塩しょうゆ”などが市販されているが，このような製品は，本態性高血圧には有効であるが，腎機能障害やカリウム保持性の利尿薬を用いている場合には，高カリウム血症を招くおそれがあるので用いないほうがよい．

表 4-1　食品中のナトリウム含量　（100 g 中）

食品名	ナトリウム (mg)	食品名	ナトリウム (mg)
精白米	1	普通牛乳	41
じゃがいも	1	とうふ（木綿）	9
まあじ（生）	130	かぼちゃ	1
するめいか（生）	210	きゅうり	1
かき（生）	460	だいこん	17
まがれい（生）	110	たまねぎ	2
まさば（生）	110	にんじん	34
さんま（生）	140	ほうれん草	16
ぶり（生）	32	りんご	Tr
牛　肉	52	みかん	1

（日本食品標準成分表 2020〈八訂〉より）

コラム

栄養成分表示

食品表示については，日本農林規格（JAS）法，食品衛生法，健康増進法の 3 法でそれぞれに定められていたが，消費者にわかりやすくするため，平成 27 年（2015 年）4 月に新しい食品表示法が施行され，令和 2 年（2020 年）までに栄養成分の表示が義務づけられた．ごく小規模な事業者の商品を除き，一般向けのすべての加工食品が対象である．

・栄養成分表示の義務化：加工食品の 5 成分（エネルギー，たんぱく質，脂質，炭水化物，ナトリウム）のうち，ナトリウムはルールを変更し，「食塩相当量」で表示することが原則となった．

・栄養成分の多さや少なさを強調する表示の改善：「脂質○ %カット」「食物繊維○ %増強」などの表示は，従来品などと比べて 25 %以上の差がないと表示できない（一部成分のみ）．

・「無添加」を強調する表示のルール導入：「食塩無添加」「糖類無添加」と表記する際のルールを設けた．

・アレルギー表示の改善：加工食品に用いる原材料ごとにアレルゲンを個別表示することを義務づけた，など．

減塩しょうゆ

・普通のしょうゆの食塩量を約半量にしたもの．

低ナトリウム塩

・塩味はそのままで，ナトリウム量を減らし，カリウムに置き換えてつくった調味料．カリウムの苦味はポリグルタミン酸を使用して，まろやかな味わいの塩にしている．

表 4-2　加工食品の食塩相当量　　(100 g 中)

食品名	食塩 (g)	食品名	食塩 (g)
あさりのつくだ煮	7.4	そうめん（乾）	3.8
しらす干し（半乾燥）	6.6	ゆでそうめん	0.2
わかさぎのつくだ煮	4.8		
たらこ（塩蔵生）	4.6	フランスパン	1.6
さんまのみりん干し	3.6	食パン	1.2
まぐろの味つけ缶詰	1.9	ぶどうパン	1.0
あじの開き干し	1.7	パン粉（乾燥）	1.2
あさりの水煮缶詰	1.0		
		あられ	1.7
ちくわ（焼き竹輪）	2.1	揚げせんべい	1.2
さつま揚げ	1.9	ポテトチップス	1.0
はんぺん	1.5		
だて巻き	0.9	こんぶのつくだ煮	7.4
		梅干し（塩漬）	18.2
ロースハム	2.3	梅びしお	7.9
ウインナーソーセージ	1.9	たくあん（塩押し）	3.3
牛肉の味付け缶詰	1.8	はくさい漬け	2.1
プロセスチーズ	2.8	有塩バター	1.3

（日本食品標準成分表 2020〈八訂〉より）

コラム

調味パーセント

いろいろの料理には，長い経験によって工夫された一般に好まれる「標準の味」がある．この味の調味料の濃度を数値（%）で表したのが「調味パーセント」で，いつでも，だれでも同じ味つけをすることができる．

塩味を制限する場合は，食事中の食塩量の管理が重要であるが，「標準の味」をどのくらい減ずるか，調味パーセントで考えると理解しやすく正確に量が把握できる．

●調味パーセントの決め方

① 調味直前の下処理ずみ材料の重量を計る．a(g)

② a(g)×食塩(砂糖)調味(%)
＝食塩(砂糖)の重量(g)

注)・食塩以外の塩味調味料の場合は，含有塩分濃度を換算して用いる．

・食塩量が決定したら複合調味の場合は食酢，砂糖なども調味パーセントで添加する．

・汁物の場合は具に関係なく，汁量の食塩パーセントで調味する．

表 4-3　調味料の食塩相当量

食 品 名	食塩 1 g に相当する量（g） ( ) 内は mL	100 g 中の 食塩相当量（g）	100 mL 中の 食塩相当量（g）	比　重
濃口しょうゆ	7(6)	14.5	17.1	1.18
うす口しょうゆ	6(5)	16.0	18.9	1.18
淡色辛みそ（信州みそ）	8	12.4		
赤色辛みそ（仙台みそ）	8	13.0		
豆みそ（名古屋みそ）	10	10.9		
甘みそ（白みそ，江戸甘みそ）	16	6.1		
ウスターソース	12(10)	8.5	10.3	1.20
濃厚ソース（トンカツソース）	17	5.6		
トマトケチャップ	28	3.1		
マヨネーズ（卵黄型）	43	2.0		

（日本食品標準成分表 2020〈八訂〉より）

コラム

食塩制限食献立の立て方の手順

① 食塩量を決定する.

② 料理別低塩味適応濃度を知る（調理上の注意と工夫 p.85～参照）.

③ 食塩濃度×料理材料重量　〈例〉0.5 %食塩濃度×200 g　200 g：副菜 2 皿分の重量

④ ③を組み合わせることにより，1 日分の食塩量が計算できる.
　この場合，主食・主菜・副菜を合わせた料理材料の重量が 1 日約 1,500 g になるように計画する.

⑤ 食品中に含まれるナトリウム量の食塩換算値 1 g を加算する.

例　1 日食塩 5 g の場合

食塩濃度 % ×	料理材料重量 g ＝	食塩量 g	備考
0	900	0	飯 200 g　牛乳 200 g　果物 100 g
0.3	150	0.5	副菜（2 皿）
0.8	100	0.8	主菜（1 皿）
1.0	200	2.0	主菜（2 皿）
0.5	160	0.8	副菜（2 皿）
小　計		4.1	
食品中の Na 換算値		1.0	
合　計	1,510	5.1	

以上のように料理別食塩量の概算をし，これにあわせて献立を立てる.

参考

食調味の基本的な考え方

標準の味は，「調味パーセント」で表される（p.83 コラム参照）.

〈汁　物〉

汁物一般：中身の量に関係なく，汁の量の 0.8～1 食塩パーセントで計算する.

とろみのある汁：一般に，とろみのあるもののほうが，塩味や甘味を薄く感じる.

酸味のあるスープ：塩味のみの場合より，やや濃いめにする.

〈煮　物〉

煮物は総材料の，あんかけは総材料＋汁の量の，食塩パーセントで計算する.

〈ご飯物〉

焼き飯・かやく飯：飯と具の量の 0.8～1 %塩味で計算する.

親子丼・卵丼など：上部の具は飯の 30～50 %量，かけ汁は飯 200 g 当たり 80～100 mL を用意する．かけ汁の 2～2.5 %塩味で味つけし，具を煮たのち，飯にかける.

カレーライス：ルウは香辛料が強いので約 1 %塩味とし，飯の量の 80～100 %かける.

ルウの小麦粉量（%）

スープ	ソース	和える	クリーム	コロッケ
3～6 %	7～8 %	8～9 %	8～10 %	12 %

調理上の注意と工夫

1 料理別低塩味適応濃度を知る

一般的に好まれる塩味濃度は，生理食塩水濃度の 0.8〜0.9％で，広く調理の基本とされているが，料理の種類や調理方法によって適応濃度には差がある．適応濃度の下限以下にまで塩味を下げると，その料理は食欲をそそらないものとなり，食事が楽しくなくなる．したがって，それぞれの調理において，低塩味適応濃度にもとづいた調味を工夫することが大切である．

一般的にふつうの食塩濃度よりも 1/2 以下に下げると食べにくいが，調味料の配合や香り，香辛料や酸味をきかすなどの工夫，または従来の調理手法を変えるなどで，さらに食塩濃度を下げることがある．

●塩味のみの場合

食塩濃度を下げてもなんとかおいしく食べられる限界濃度を料理別に示すと，**表 4-4** のようになる．低塩味適応濃度は普通味の 2/3〜1/2 が適当である．

●複合調味の場合

調味料を混合して味つけする場合（複合調

表 4-4 料理別低塩味適応濃度
（塩味のみの場合）

料理名	食塩濃度（%）	
	低塩味	普通味
すまし汁	0.5〜0.7*1	0.8〜1.0
みそ汁	0.5〜0.7*1	0.8〜1.0
さし身	0.5〜0.8	1.5〜2.0
焼き魚	0.8〜1.0	1.5〜2.0
ムニエル	0.5〜0.8	1.0〜1.5
マッシュポテト	0.7〜0.9	1.0〜1.2
粉ふきいも	0.5〜0.7	0.8〜1.0
フライドポテト	0.3〜0.5	0.6〜0.8
ひたし*2	0.7〜0.9	1.0〜1.2
野菜ソテー	0.3〜0.5	0.8〜1.0
かやくご飯*3	0.5〜0.7	0.8〜1.0
焼き飯*3	0.4〜0.6	0.8〜1.0
にぎり飯	0.3〜0.5	0.8〜1.0

*1 汁量に対する塩味　*2 絞りほうれん草　*3 ご飯＋具

表 4-5 複合調味の基本配合　（%）

調味料の配合		食塩	砂糖	食酢
塩と砂糖	低塩味	0.3 0.5 0.8	1.0 2.0 2.5	
	ふつう	1.0	3.0	
塩と酢	低塩味	0.3 0.5 0.8		5 6 8
	ふつう	1.0		10
塩と砂糖と酢	低塩味	0.3 0.5	1.5 2.0〜3.0	5 6
	ふつう	1.0	4.0	9

表 4-6 複合調味の配合例　（%）

料理名	低塩味			普通味		
	塩　味	甘　味	酸　味	塩　味	甘　味	酸　味
だいこん煮つけ	0.5	2		1	3	
きんぴらごぼう	1.5	5		2	7	
煮魚（たい）	0.7〜1.0	2		1.5	3	
煮魚（さば）	1.2〜1.5	5		2〜2.5	7〜10	
酢の物（野菜）	0.3〜0.5	1〜1.5	5〜6	1	3	8〜10
酢の物（いか）	0.5〜0.7	1.5〜2	7〜8	1	3	10〜12

注）塩味：塩，しょうゆ　甘味：砂糖　酸味：米酢

低塩味適応濃度

・塩味のみ：低塩味適応濃度は普通味の 2/3〜1/2 が適当．

・複合調味：塩味・甘味・酸味の割合を十分考える．工夫をすれば普通味の 1/2 以下になる．

味）の基本配合および配合例を**表 4-5，6** に示す．

味つけに関しては，一般に次のような点がポイントとなる．

① 煮物は，食塩を控える場合，砂糖も控えると味の調和がとれておいしい．

② 酢の物は，一般に食塩を控える場合，酢も砂糖も控えるほうが食べやすいが，食塩濃度 0.3 %以下の場合は逆に酢，砂糖ともに増やすと味がしっかりしておいしく食べやすい．

●調理方法と塩味の感じ方（表 4-7）

同じ材料を使用して調理方法を変えた場合の食べやすさの例を示す．

ひらめを使って調理法を変えて，塩味の食べやすさをみたところ，南蛮漬けのように酸味と香辛料で調味をすると無塩でも食べやすい．また，さし身はしょうゆが表面をおおうだけで食べられるので，使う食塩は少ない．

同様にほうれん草では，ごま和えに酢を加えると食塩添加なしでも食べられる．

このように酸味，香辛料の利用，味を食品の表面にのみつける方法などは食塩を減らすための調理に適したやり方である．

また，焼き魚は魚臭を感じさせないように香辛料を使う．

煮つけは調味料の配合のしかたを工夫すると食べやすくなる．

表 4-7 調理法と塩味の感じ方

ひらめのさし身	
ひらめ	70 g
だいこんけん	20 g
わさび	少々
しょうゆ	3 g
	食塩 0.5 %

ひらめの焼き魚	
ひらめ	70 g
おろしだいこん	20 g
しょうゆ	4 g
	食塩 0.7 %

ひらめの煮つけ	
ひらめ	70 g
水	20 mL
砂 糖	1.5 g
酒	3 g
しょうゆ（うす口）	5 g
	砂糖 2 %，食塩 0.9 %

ひらめの南蛮漬け	
ひらめ	70 g
小麦粉	7 g
ね ぎ	5 g
酢	6 g
砂 糖	3 g
たかのつめ	
	食塩 0 %

ポイント

① さし身や焼き魚のしょうゆはだし割りしょうゆにすると同じ食塩で倍量使えて食べやすい．

② 南蛮漬けは一口大にそぎ切りにして揚げ，揚げたてを甘酢に漬ける．

ほうれん草のごま和え	
ほうれん草	70 g
ご ま	2 g
砂 糖	1 g
しょうゆ	3 g
	食塩 0.6 %

ほうれん草のごま酢和え	
ほうれん草	70 g
ご ま	2 g
砂 糖	2 g
酢	7 g
	食塩 0 %

ポイント

・酢の物は低塩味には一番適しているが，香味野菜，柑橘類，香辛料などを加えると味が引き立ち，薄味を感じさせにくい．

コラム

塩味の閾値（刺激閾値）

塩化ナトリウム（食塩）	0.25 %
塩化カリウム	0.03 %

2 その他の調理の工夫

●だしの使い方

▶うま味を利用する

塩味にうま味を加えた場合，うま味成分を多くすると塩味は少なくてよい．

うま味と塩味との間では，塩味の強さはグルタミン酸ナトリウムによって強められる．グルタミン酸ナトリウムのうま味に対する食塩の影響については**図 4-1** のような結果が報告されていて，どの食塩濃度においてもグルタミン酸ナトリウムの添加量が増すに従って塩味を強く感じていることがわかる．実際に各種の料理を例にとってうま味と塩味との味の好ましさの関係を調べた結果，食塩を 20〜30 %減じた場合でも，グルタミン酸ナトリウムを添加することで食塩を減らさないものに比べておいしさはほとんど変わらないことも報告されている．これらのことから，うま味調味料の使用は，食塩摂取を減ずるときには，効果的であると考えられる．

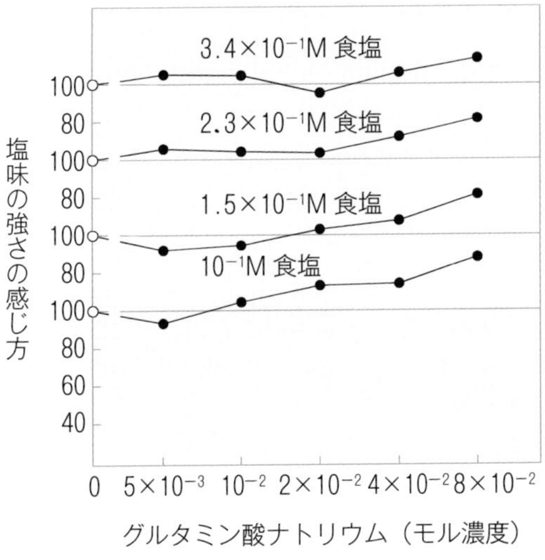

図 4-1 塩味の強さに対するグルタミン酸ナトリウムの影響（味の素データより）

注）使用したグルタミン酸ナトリウムは，うま味成分を実験のため代表例として定量的に使用したが，実際の低食塩食では天然うま味成分を使用すること

▶だし割りしょうゆを利用する

ひたし物のかけじょうゆや，さし身のつけじょうゆの場合，わずかのしょうゆをそのまま使用するよりも，だし割りしょうゆを利用すると，まろやかでおいしく食べられる．冷蔵庫なら 1 週間くらいは保存できる．低い塩味に慣れるための常備品としてもよい．

《だし割りしょうゆのつくり方》

① 濃いめのかつおだしをとり，冷ましておく．

② 濃口しょうゆとかつおだしを同量混合して，容器に入れて保存する．

●切り方の工夫

同一食品でも，切り方を変えた場合，塩味の感じ方が異なってくる．

表 4-8 切り方と味の感じ方の例

ポテトサラダ	フレンチサラダ
じゃがいも （マッシュ）………60 g きゅうり （薄切り）…………20 g ゆで卵……………20 g マヨネーズ………15 g	じゃがいも （角切り素揚げ）…60 g きゅうり （乱切り）…………20 g ゆで卵……………20 g マヨネーズ…15 g ｝混ぜる りんご酢….5 g ｝
食塩 0.9 %	食塩 0.3 %
① じゃがいもときゅうりは，0.8 %食塩で下味をつける（きゅうりは洗って水気をしぼる）． ② 全材料をマヨネーズで和える．	① じゃがいも，きゅうり，卵を器に盛り，食べる直前にマヨネーズをりんご酢でのばして上からかける．

材料全体に混ぜ合わせるより表面に味をつけた料理のほうが，口に入れたとき味を素早く感じるので，塩味が薄くても食べやすい（**表4-8**）．切り方による低塩味適応濃度を，じゃがいもの場合を例に**表4-9**に示した．

表4-9　切り方による低塩味適応濃度

切り方	料理名	食塩（%）	備　考
つぶし	マッシュポテト	0.7～0.9	蒸してつぶす
角切り	サラダ	0.6～0.8	1.5 cm 角
乱切り	粉ふきいも	0.5～0.7	1個20 g

●下処理の方法

▶酢の物，和え物などの野菜類

きゅうり，だいこん，かぶなどは1～2％の塩をし，脱水して青くさみを除いてから和えるのがふつうであるが，減食塩や食塩無添加の場合は次の方法をとる．

① ゆでて水切りしてから和える．

② おろして味つけする．

③ 酢，砂糖にしばらくつけておいてから和える．

④ できるだけ細かく切ってから和える．

表4-10　香辛料を利用した料理例

焼き鶏

鶏肉（皮，脂を除く）……80 g
おろししょうが……5 g
酒……2 g
しょうゆ……3 g
粉さんしょう……少々

食塩0.5％

ポイント

① 普通味の焼き鶏では食塩は1％．

② しょうが，粉さんしょうで香りをつける．

揚げなすの煮物

な　す……100 g
揚げ油
土しょうが（針しょうが）……5 g
しょうゆ……4 g
砂　糖……2 g
だし汁……10 mL

食塩0.6％

ポイント

① 普通味のなすの煮物では食塩は1.2％．

② 油，しょうがの味で食べやすくする．

③ だし汁がなくなるまで煮込む．

鶏肉のカレー煮

鶏肉（皮，脂を除く）……50 g
じゃがいも……40 g
にんじん……5 g
さやいんげん……5 g
コンソメ（顆粒）…1.0 g
トマトケチャップ…3 g
カレー粉……1 g

食塩0.5％

ポイント

① 普通味の筑前煮では食塩は1～1.5％．

② コンソメ，トマトケチャップ，カレー粉などで香りをつける．

ポテトサラダ

じゃがいも……40 g
にんじん……10 g
たまねぎ……15 g
きゅうり……20 g
鶏肉ささ身……15 g
マヨネーズ（市販）15 g
サラダ油……4 g
りんご酢……3 g
練り洋がらし……少々

食塩0.3％

ポイント

① 普通味のサラダでは食塩は0.8～1％．

② 洋がらしで香りをつける．

③ じゃがいもはゆでたらすぐにりんご酢をふっておくと塩味が薄くてもおいしい．

⑤　ふつうの料理と同様に塩をしたときは，水洗いして塩出しをしたのち，よく絞って和える（この場合の食塩残留量は，はじめのふり塩の約 40～50 %といわれている）．

例として次のような方法がある．

きゅうりもみ，だいこんなます：ふり塩1～2 %をしてしばらく置き，軽くもんで水洗いし，よく絞る．

▶魚肉類

①　魚肉類の煮物は，生から煮ないで焼いてから煮るほうが，味が薄くても食べやすい．

②　魚や肉などの下処理には塩をふるかわりに，しょうが汁，酒，レモンなどで生ぐさみを消してから調理する．

▶いも類

①　かぼちゃやいもなどを無塩で甘煮にする場合，だし汁を使わずに水と砂糖で煮る（だしを使うと，食塩が入らないため，だしくささが強く感じられる）．

●香味食品，香辛料の利用（**表 4-10**）

ごま，のり，レモン，ゆず，みつば，しそなどの香味食品，また，しょうが，わさび，からし，さんしょうなどの香辛料をじょうずに利用すると，食塩を控えても食べやすい料理となる．

●こげ味の利用（**表 4-11**）

焼き物の場合，しょうゆ，みそのこげによる香ばしさも味覚にプラスの作用があり，薄味でもおいしさを増す．

●ソースの工夫

塩味の濃いソースを少量用いるよりは，薄いソースを多くかけるほうが食べやすい．またソースの香味の強いものを用いるとさらに薄くても食べられる．和える料理のソース量は材料の 10～20 %が適量である．その場合，食塩は食品総量の 0.5～0.8 %に調整する（**表 4-12，13**）．

●重点的に塩味をつける

サンドイッチ，すし，しら和えを例に塩味を重点的につける例を示した（**表 4-14**）．

●外側に塩味をじょうずにつける

照り焼きは通常焼き上がり量の 1～1.5 %の塩味であるが，外側に塩味をからませると

表 4-11　こげ味を利用した料理例

かやく飯の焼きおにぎり			
米	70 g	油揚げ	5 g
にんじん	10 g	酒	5 g
ごぼう	20 g	しょうゆ	7 g
飯＋具の 0.5 %食塩			

ふつうは 0.8～1 %であるが，こげ味をつけるとうす塩味でも食べやすい

表 4-12　ソースに使われる調味料（100 g 中）

種　類	食塩濃度(%)	備　考
ウスターソース	8.4	食品にかけるソースは材料の 10～15 %が適量
中濃ソース	5.8	
トマトケチャップ	3.3	
トマトソース	1.4	
マヨネーズ　全卵型	1.8	ノンオイル和風ドレッシングの食塩相当量は 7.4 %
マヨネーズ　卵黄型	2.3	
フレンチドレッシング	3.0	
ドレッシング乳化型（サウザンアイランド）	3.6	
【カクテルソース】ウスターソース：トマトケチャップ		カクテルソースはトマトケチャップ量が多いほど同一塩濃度で使用できるソース量を増すことができる
(a)　3：2	6.3	
(b)　2：3	5.4	
(c)　1：4	4.3	
(d)　1：5	4.1	

表 4-13　ソースを工夫した料理例

さけのムニエル	蒸し焼き鶏
さ　け……………60 g 小麦粉………………6 g オリーブ油…………6 g レモン汁……………5 g つけ合わせ 粉ふきいも……40 g きざみパセリ　少々	鶏むね肉皮なし　60 g 酒……………………10 g たまねぎ…………15 g 鶏肉に酒，おろしたたまねぎをかけて，しばらくおいてからオーブンで焼く つけ合わせ ゆでブロッコリー…………………30 g
オーロラソース マヨネーズ……15 g トマトケチャップ…………………6 g	カクテルソース ウスターソース　3 g トマトケチャップ 10 g
食塩　　0.5 % ソース食塩濃度 2.4 %	食塩　　0.6 % ソース食塩濃度 4.6 %

表 4-15　外側に塩味をつける料理例

鶏だんごの照り焼き	鶏だんごの照り焼き
鶏ひき肉……70 g たまねぎ……20 g ね　ぎ…………5 g 片栗粉…………3 g しょうが汁……3 g しょうゆ………2 g 塩…………………1 g	鶏ひき肉……70 g たまねぎ……20 g ね　ぎ…………5 g 片栗粉…………4 g しょうが汁……5 g あ　ん だし汁……10 mL みりん………4 g しょうゆ(濃口) 5 g
食塩　　1.3 % (塩＋しょうゆ)	食塩　　0.7 % ・肉の臭みを消すためひき肉にしょうが汁をたっぷり混ぜる．

表 4-14　重点的に塩味をつける料理例

サンドイッチ　食塩 0.8 %	
例　①	例　②
無塩パン 卵サラダ（有塩）	パン（有塩） 卵サラダ（無塩）
同量の食塩を使用する場合，無塩パンに味つけサラダをはさんだほうが食べやすい．	

すし　食塩 0.7 %		
例　①	例　②	例　③
すし飯は無塩で具のみに塩味をつける場合	飯と具にまんべんなく塩味をつける場合	飯のみに塩味をつけ具は塩味なしの場合
①②③の方法ですしをつくると，①が一番食べやすい．		

しら和え　食塩 0.8 %	
ほうれん草…………40 g にんじん………………5 g 干ししいたけ………2 g （もどした重量 10 g）	ご　ま…………………5 g 絞りどうふ………30 g （材料の 50 %） 砂糖…材料＋絞りどうふの 3 % 塩…材料＋絞りどうふの 0.8 % レモン汁…………少々
ポイント　一般に，和え物は和え衣と和える材料のどちらにも味をつけるが，和え衣のみにふつうの味をつけるほうが，食べやすい． ①　普通味ではしら和えは食塩 1.5 %． ②　ごまを多くし，食べるまえにレモン汁をかけ塩味をひきたたせる． ③　とうふはもとの重量の 60 %になるまで絞る．	

表 4-16　食塩無添加料理例

鶏肉のみぞれ和え

鶏肉ささ身	50 g
酒	2 g
きゅうり	40 g
おろししょうが	3 g
酢	5 g
砂　糖	2 g

ポ イ ン ト
・しょうが味をきかせた甘酢で和える．

もやしの酢の物

もやし	50 g
にんじん	10 g
油揚げ	10 g
ご　ま	2 g
酢	5 g
砂　糖	3 g
ごま油	2 g

ポ イ ン ト
・ごま油で香りをつける．

はくさいのサラダ

はくさい	70 g
レーズン	10 g
みかん缶詰	30 g
ドレッシング（無塩）	10 g

（酢・油｝酢：油＝2：1
こしょう
洋がらし
砂　糖）

ポ イ ン ト
・甘みのきいたサラダで，からしを入れて食べやすくする．

あじの南蛮漬け

あ　じ	70 g
小麦粉	
揚げ油	
漬け汁	

（酢・砂糖｝酢：砂糖＝10：3
レモン
たかのつめ）

ポ イ ン ト
・魚は小さめに切って味がつきやすいようにする．
・レモン，たかのつめで香りをつける．

いもとりんごの重ね煮

さつまいも	70 g
りんご	30 g
砂　糖	10 g
シナモン	少々

ポ イ ン ト
・りんごの甘酸っぱさとシナモンの香りで味が引き立つ．

じゃがいもとにんじんの甘煮

じゃがいも	60 g
にんじん	20 g
砂　糖	10 g
カラメルソース	

ポ イ ン ト
・カラメルソースで色と香ばしさをつける．

0.7％でもおいしく食べられる．その例を示した（**表 4-15**）．

3　食べ方の工夫

食塩を少量でおいしくするには，次のような工夫が有効である．

① 焼き魚やフライなどは，ソースやしょうゆを上からかけるより，別の小皿に入れて，つけて食べるほうが少しの食塩ですむ．

② こしょう，さんしょうなどの香辛料やレモン，ゆずなどの香りの強いものは食べる直前に添加するほうが減塩の効果が上がる．

③ うどん，そばなど汁気の多いめん類は，水分，食塩ともに多くとりやすいので，できるだけ献立にとり入れないようにする．食べ

表 4-17　食塩無添加料理と食塩添加料理の組み合わせ献立例　(1 日添加食塩 3 g)

	料理名	材料名	分量 (g)	食塩 (g)	備　考
朝食	ご　飯	ご　飯	250		
	おひたし	ほうれん草	60		・低塩味適応濃度 0.7 %
	(食塩 0.7 %)	ご　ま	2		・ふつうのしょうゆだけの場合は
		だし割りしょうゆ*	6	0.4	3 g しか使えない
	卵焼き	卵	50		・卵料理は無塩でも食べやすい
		砂　糖	2		
	みそ汁	白みそ	12	0.7	・低塩味適応濃度 0.5～0.7 %
	(食塩 0.6 %)	とうふ	40		(だし汁は 120 mL)
		ね　ぎ	5		
昼食	ご　飯	ご　飯	250		
	焼き魚	あ　じ	70		・低塩味適応濃度 0.8～1 %
	(食塩 0.9 %)	しょうゆ	4	0.6	
	はくさいサラダ	はくさい	60		・低塩味適応濃度 0.3～0.5 %
	(食塩 0.3 %)	きゅうり	30		
		プチトマト	10		
		無塩ドレッシング	10		
		しょうゆ	2	0.3	
	長いもの白煮	長いも	60		・いも類は甘煮でもおいしい
		砂　糖	3		
夕食	ご　飯	ご　飯	250		
	鶏肉の照り焼き	鶏　肉	80		・低塩味適応濃度 0.8 %
	(食塩 0.8 %)	しょうが汁	3		
		しょうゆ	4	0.6	
		トマト	40		
	野菜の天ぷら	生しいたけ	20		
	(できあがり	にんじん	10		
	100 g として食	さつまいも	30		・天ぷらは天つゆを少量つけるだ
	塩 0.4 %)	小麦粉	12		けでおいしく食べられる
		水	20 mL		
		天つゆ	15	0.4	・天つゆ (だし汁 9，しょうゆ 3，
	煮　豆	金時豆甘煮	30		みりん 3)

□ は食塩無添加料理，*だし割りしょうゆ＝だし 1：しょうゆ 1

る場合には，できたてを食し，汁は飲まない．

④　中華そば，うどんは焼きそば，焼きうどんに，日本そばはざるそばにするとよい．焼きそばの調味はトマトケチャップを多めに使用すると食塩控えめでもおいしい．

4　食塩無添加調理の工夫 (表 4-16)

無塩の料理は，香辛料をじょうずに用い，とくに調味料の配合に注意する．酢の物は，酢と砂糖をやや多めに使用することによって，食塩なしでもおいしく食べられる．

5 料理の組み合わせ（**表 4-17**）

かなりきびしい食塩制限がある場合，たとえば１日の食塩３g という制限下では１食当たり１g の食塩で調理しなければならない．このような場合，すべての料理に１g の食塩を分散すると，どの料理も塩味の薄い満足度の低いものになってしまう．それよりも，いずれか１品の料理に重点的に食塩を使用し，他の料理は無塩でもおいしい料理を工夫すると，喫食者は満足感を得ることができる．料理別に低塩味適応濃度を考えて，味のめりはりをつけるように組み合わせる．

6 低食塩食の献立

基本食（p.22，23 の例 1，2）から，低食塩食への献立の展開を**表 4-18，19** に示した．

食塩を減らすための調理の工夫　まとめ

現在，日本人の食塩摂取量は食事摂取基準の目標量にはほど遠いのが現状である．健康維持のためには，さらに食塩摂取量を下げる工夫が望まれる．そのためには，日常の調理の工夫と低塩味へ順応する努力が必要である．

- 低塩味適応濃度を知る（薄くても食べられる濃度）．
- 複合調味の場合は，砂糖，酢を少なめに用いる（煮物，酢の物）．
- だし（ブイヨン）を濃いめにしたほうが食べやすい（汁物，煮物）．

かけじょうゆはだし割りしょうゆに，ソースは濃い塩味のものよりカクテルソースにして，薄めのものをたっぷりかける．

- 切り方はあまり小さく切らない（表面積が大となるため）．
- 塩味が材料のなかまで浸透しているより，外側に適度な味がついているほうが同じ食塩量でも食べやすい．

マッシュポテト　⟶　粉ふきいも，フライドポテト
煮　物　⟶　焼き物，揚げ物，さし身，炒め物
おでん　⟶　揚げ煮，炒め煮，からめ煮（とろみ）
味つけご飯　⟶　おにぎり

- 香辛料や香味野菜を利用する．
- 酢の物はほかの和え物の 1/2 以下の塩味でもおいしい．酢豚などの甘酢がらめは食塩が薄くても食べやすい．
- 油をじょうずに利用する．

油料理は油で材料をコーティングするので塩がなかに入らない．油のうま味で食べやすくなる．

天ぷら：天つゆは薄めに，おろししょうがを入れると食べやすい．
フライ：パン粉の食塩で食べやすい．レモン，マスタードを添えると，なおおいしく食べられる．
野菜炒め：高温で手早く加熱すると，外側に塩味がよくつき，内部に入らない．

- かけじょうゆよりつけじょうゆのほうが塩味を強く感じる（外側がからいため）．
- マヨネーズ，ドレッシング，トマトケチャップなどのソースをじょうずに利用する．
- 下処理の塩の使い方に注意する（魚，野菜など）．

魚：調理するまえに酒，香辛料でくさみを消す．
野菜：和え物などの野菜は，塩を入れないでゆで，水気を絞ってから和える．

表 4-18　基本食より低食塩食への展開（1）

食塩相当量 7.3 g → 6 g 未満

	基本食（例1）		(g)	低食塩食		(g)	展開のヒント
朝食	パン	食パン	100	パン	食パン	100	
	ジャム	いちごジャム	20	ジャム	いちごジャム	20	
	野菜とゆで卵の	きゅうり	30	野菜とゆで卵の	きゅうり	30	
	サラダ	トマト	30	サラダ	トマト	30	
	（食塩 1.0 %）	卵	25	（食塩 0.7 %）	卵	25	
		ドレッシング	15		ドレッシング	10	
	牛乳	牛乳	200	牛乳	牛乳	200	
	果物	グレープフルーツ	80	果物	グレープフルーツ	80	
昼食	ご飯	ご飯	200	ご飯	ご飯	200	
	さばの塩焼き	さば	80	さばの照り焼き	さば	80	
	（食塩 0.6 %）	塩	0.3	（食塩 0.6 %）	塩	0.3	
	つけ合わせ	かぶ	20	つけ合わせ	かぶ	20	
	（食塩 0.9%）	酢	2	（食塩 0.9 %）	酢	2	
		塩	0.2		塩	0.2	
	根菜の炒め煮	こんにゃく	30	根菜の炒め煮	こんにゃく	30	
	（食塩 0.7%）	ごぼう	30	（食塩 0.7 %）	ごぼう	30	
		さといも	40		さといも	40	
		にんじん	20		にんじん	20	
		グリンピース	3		グリンピース	3	
		油	4		油	3	
		砂糖	3		砂糖	3	
		しょうゆ	6		しょうゆ	6	
					しょうが汁	3	
	ほうれん草の	ほうれん草	40	ほうれん草の	ほうれん草	40	・ほうれん草はおひたしではなく，少量の食塩のごま酢和えにかえる
	おひたし	えのきたけ	20	ごま酢和え	えのきたけ	20	
	（食塩 0.9 %）	ごま	2	（食塩 0.3 %）	ごま	4	
		しょうゆ	4		酢	5	
					砂糖	3	
					塩	0.2	
	冷やしとうふ	とうふ（絹ごし）	70	冷やしとうふ	とうふ（絹ごし）	70	
	（食塩 0.5 %）	葉ねぎ	3	（食塩 0.4%）	だししょうゆ	4	
		しょうゆ	3				
夕食	ご飯	ご飯	200	ご飯	ご飯	200	
	とんかつ	豚（かた・皮下脂肪なし）	60	とんかつ	豚（かた・皮下脂肪なし）	60	
	（食塩 0.8 %）	塩	0.1	（食塩 0.5 %）	塩	0.1	
		こしょう	少々		こしょう	少々	・ソースは上からかけるよりも，別皿に入れて，つけて食べるほうが塩味を感じやすい
		小麦粉	4		小麦粉	4	
		パン粉	8		パン粉	4	
		揚げ油	10		揚げ油	10	
		卵	10		卵	10	
	カクテルソース	トマトケチャップ	7		レモン	10	・食べる直前にレモン汁をかける
		ウスターソース	3		トマトケチャップ	7	
					洋からし	2	・トマトケチャップだけにするが，練り洋がらしを少量混ぜるとおいしい
	なすのソテー	なす	50	なすのソテー	なす	50	
	（食塩 0.3 %）	塩	0.2	（食塩 0.3 %）	塩	0.2	
		こしょう	少々		こしょう	少々	
		油	5		油	5	
		レタス	10		レタス	10	
	こまつ菜の	こまつ菜	50	ヨーグルトサラダ	きゅうり	30	・ヨーグルトサラダは，少ない食塩でもさっぱりとした味でおいしく食べられる
	酢みそ和え	生わかめ	10	（食塩 0.4 %）	はくさい	30	
	（食塩 0.8 %）	白みそ	8		ヨーグルト（脱脂加糖）	30	
		砂糖	3		塩	0.3	
		酢	5		こしょう	少々	
	野菜スープ	たまねぎ	30	ポテトベーコン煮	じゃがいも	50	
	（食塩 0.3 %）	にんじん	10	（食塩 0.4 %）	たまねぎ	30	
		じゃがいも	40		ベーコン	5	・ベーコンを細かく切って煮込むことで，ベーコンの風味で食べやすくなる
		固形スープ	1.3		にんじん	10	
		水	100		砂糖	3	
					しょうゆ	2	・しょうゆは最後に加えて表面に味つけする
	果物	いちご	20	果物	いちご	20	
栄養量	エネルギー 1,903 kcal	エネルギー比率（%）		エネルギー 1,906 kcal	エネルギー比率（%）		
	たんぱく質 67 g	P 14，F 28，C 58		たんぱく質 68 g	P 14，F 27，C 59		
	動たん比率 54 %	飽和脂肪酸 7		動たん比率 56 %	飽和脂肪酸 7		
	脂質 58 g			脂質 57 g			
	食塩相当量 7.3 g			食塩相当量 5.7 g			

・（　）内は料理重量に対する食塩相当量の割合.

表 4-19　基本食より低食塩食への展開（2）

食塩相当量 7.1 g → 6 g 未満

	基本食（例2）		(g)	低食塩食		(g)	展開のヒント
朝食	ご　飯	ご　飯	200	ご　飯	ご　飯	200	
	高野どうふの含め煮（食塩 2.2 %）	高野どうふ	5	高野どうふの含め煮（食塩 1.9 %）	高野どうふ	5	
		さやいんげん	20		さやいんげん	20	
		砂　糖	3		砂　糖	3	
		しょうゆ	4		しょうゆ	4	
	なすとわかめのみそ汁（食塩 0.7 %）	な　す	30	なすとわかめのみそ汁（食塩 0.5 %）	な　す	30	
		生わかめ	5		生わかめ	5	
		み　そ	10		み　そ	6	・みそとだし汁を減らす
		だし汁	150		だし汁	120	
	漬け物（食塩 2.7 %）	小かぶ漬け（皮つき）	15	漬け物（食塩 0.5 %）	か　ぶ	15	・漬け物は甘酢漬けにかえる
					酢	2	
					砂　糖	2	
					塩	0.1	
昼食	ご　飯	ご　飯	200	ご　飯	ご　飯	200	
	鶏のから揚げ（食塩 0.7 %）	若鶏（もも・皮つき）	70	鶏のから揚げ（食塩 0.5 %）	若鶏（もも・皮つき）	70	
		ピーマン	20		ピーあマン	20	
		しょうゆ	4		しょうが汁	3	・しょうゆを減らし，しょうがで風味をつける
		片栗粉	5		しょうゆ	3	
		揚げ油	6		片栗粉	5	
					揚げ油	10	
	ブロッコリーのサラダ（食塩 0.7 %）	ブロッコリー	40	ブロッコリーのサラダ（食塩 0.7 %）	ブロッコリー	40	
		ドレッシング	7		ドレッシング	7	
		レモン	10		レモン	10	
	もやしのナムル（食塩 0.5 %）	もやし	60	もやしの中華風酢の物（食塩 0.5 %）	もやし	60	・ナムルは中華風酢の物にすることで，塩味を減らす
		にんじん	15		にんじん	15	
		スイートコーン	10		スイートコーン	10	
		葉ねぎ	3		葉ねぎ	3	
		しょうが	3		しょうが	3	
		ごま油	5		ごま油	5	
		しょうゆ	3		酢	3	
					しょうゆ	3	
	ほうれん草の卵とじ（食塩 1.0 %）	卵	50	しいたけとにんじんの卵焼き（食塩 0.8 %）	卵	50	・卵とじは卵焼きにかえてしょうゆを減らす
		ほうれん草	20		乾しいたけ	2	
		生しいたけ	10		にんじん	10	
		しょうゆ	4		葉ねぎ	3	
		だし汁	10		しょうゆ	3	
					油	8	
夕食	ご　飯	ご　飯	200	ご　飯	ご　飯	200	
	ぶりの照り焼き（食塩 0.8 %）	ぶ　り	80	たいの照り焼き（食塩 0.5 %）	た　い	80	・ぶりよりたいのほうが塩味が薄くても食べやすい
		みりん	2		みりん	2	
		しょうゆ	4		しょうゆ	3	・塩を使わず，レモンの風味を加える
					レモン	10	
	野菜の炒め煮（食塩 0.8 %）	さといも	70	野菜のあんかけ風煮物（食塩 0.7 %）	さといも	70	・煮物は片栗粉でとろみをつけて，塩味を感じやすくする
		オクラ	15		にんじん	15	
		にんじん	15		たけのこ	20	
		たけのこ	20		ゆ　ず	5	
		油	4		砂　糖	3	
		砂　糖	3		しょうゆ	6	・しょうゆを減らして，ゆずの風味を加える
		しょうゆ	6		片栗粉	3	
					だし汁	20	
	はくさいの酢の物（食塩 0.4 %）	はくさい	60	はくさいの酢の物（食塩 0.2 %）	はくさい	60	
		の　り	0.5		の　り	0.5	
		酢	6		酢	6	
		砂　糖	2		砂　糖	2	
		しょうゆ	2		し　そ	2	・しょうゆを減らして，しそで風味をつける
					しょうゆ	3	
	果　物	みかん	100	果　物	みかん	100	
間食	牛　乳	牛　乳	200	牛　乳	牛　乳	200	
栄養量	エネルギー 1,902 kcal	エネルギー比率（%）		エネルギー 1,914 kcal	エネルギー比率（%）		
	たんぱく質　68 g	P 14，F 25，C 61		たんぱく質　66 g	P 14，F 25，C 61		
	動たん比率　58 %	飽和脂肪酸	7	動たん比率　57 %	飽和脂肪酸	6	
	脂　質　53 g			脂　質　54 g			
	食塩相当量　7.1 g			食塩相当量　5.8 g			

・（　）内は料理重量に対する食塩相当量の割合

5

軟菜食のための調理

目的

- 軟菜食は，主食がかゆまたはそれに準ずるもので，副食は，半固形の消化しやすい形態にしたものと考えられており，多くの疾患の食事形態として用いられている．しかし，米飯はそれほど消化が悪いわけではなく，軟飯で冷えていなければよい．むしろ，副菜に重点をおいて考えるべきである．
- 軟菜食は，半流動体のものから，形態が常食に比してただ軟らかいというものまで非常にその範囲は広い．使用する目的についても，術後や消化器疾患など胃腸の臓器を庇護し，回復を待つ状態や，消化吸収能力が著しく低下しているため食事内容や物理的な刺激に至るまで注意が必要な場合，口腔疾患や嚥下障害のように食事内容より形態を重点的に考慮すればよい場合，また，食欲がなく軟らかいもののほうが食べやすい場合，あるいはまた，離乳食のように哺食，嚥下，咀嚼という摂食機能の教育や訓練に用いるなどその目的は多種多様である．
- 軟菜食を適用している疾患では，経口栄養法のみではなく，今日では栄養を体内に補給する方法が多様化して，成分栄養剤，経腸栄養法や静脈栄養法などと併用している場合も少なくない．これらの場合は経口以外の補給栄養も考慮に入れ，食事計画がなされるべきである．しかし，病状など患者の状態によって栄養補給の方法やその量が決められるが，状態が許せば少しでも早く経口栄養に移行することを考えに入れなければならない．

適応症

術後　消化器疾患　食欲不振　口腔疾患　咀嚼・嚥下障害　離乳食　高齢期の食事など

考え方

軟菜食を必要とする目的により異なるが，食事形態が軟らかく，消化吸収がよく胃腸への負担をできるだけ少なくするという考えから，胃内滞留時間が短く，少量で栄養価の高い食品や調理法を選ぶことが大切である．

さらに，刺激物の用い方についても十分に注意を払い無理のない食事計画を立てることが要求される．

主食からとるエネルギーが低いので，長期にわたり軟菜食を続ける場合は，分食にしたり，輸液で補ったり，栄養のバランスや食事回数などとくに考慮しなければならない．

食事の与え方については，目的によって異なるので次の３つの場合に大別して考える．

① 消化器疾患などがある場合の食事
② 歯の欠損や口腔・あごなどの疾患時および高齢者の食事
③ 食欲不振時の食事

消化器疾患がある場合の食事：胃腸疾患など消化吸収能力が低下している場合，または胃腸を庇護する必要がある場合など，消化のよいもの，胃内滞留時間の短いもの，繊維の少ないもの，刺激の少ないものを与える．これらは疾病，症状の程度により食事の形態を，流動食→分がゆ食（p.100 参照）→全がゆ食→軟飯食→常食という段階で考えるべきである．もちろん各段階によって用いられる食品や調理法も異なる．

歯の欠損や口腔，あごなどの疾患時および高齢者の食事：胃腸の障害がなければ軟らかいものを選び，切り方，煮方など調理方法を考慮する．

食欲不振時の食事：症状，食欲不振をきたした原因などによって，食べやすい形態を工夫する．たとえば，発熱のため食欲のない場合は，水分の多いさらっとしたおかゆと梅干し程度を与え，食欲が改善してきたら徐々に栄養量の増加をはかる工夫をする．また，精神的な障害による食欲不振の場合は，まず気分をリラックスさせることを考え，あまり無理じい

コラム

胃腸疾患時の食事

① 胃疾患は，減酸または無酸症と過酸症に分けられる．

・減酸または無酸症（胃アトニーに多い）：胃に軽い刺激を与え胃液の分泌を促すことが大切である．したがって胃液の分泌を促進する食品を選ぶ．症状をみながら，少々の刺激物を与える．

・過酸症（胃潰瘍に多い）：胃液の分泌を促進する食品は与えない．

▶胃液の分泌を促進するもの
・炭酸飲料：サイダー，コーラ
・アルコール飲料
・カフェインの多い飲料：コーヒー，ココア，濃い茶
・香辛料：からし，わさび，とうがらし
・肉エキス
・酸味：酢の物，酸味の強い果物

② 腸疾患は，下痢と便秘に分けられる．

・下痢：消化のよいものとする．油の使用に注意する．１回の食事量に留意する．

・便秘：便の量を多くするために食物繊維，水分の多い食事にする．冷たい飲料水などは腸に刺激を与えるので効果がある．

軟菜食はその目的により内容が変わる

・消化器疾患がある場合：消化吸収のよいもの．
・咀嚼機能の障害がある場合：軟らかい食材を選び，切り方，煮方など調理方法を工夫する．
・食欲不振の場合：口当たり，のどごしのよいもの，食べやすい形態を工夫する．

せず好みのものを少量でも食べさせるように工夫することが大切である．

食品の選び方

1 軟らかくなるものを用いる

軟らかさについては段階がある．噛まずに流し込めるような状態から，舌や歯ぐきでつぶせるもの，また細かくきざむことによってあまり噛まなくても嚥下できるようなものがある．いずれにしても，軟らかいということは消化液と混合しやすく作用を受けやすいということにつながる．

硬い繊維のあるものは避ける：たけのこ，ふき，海藻，きのこ，たこ，いか，くらげ，鶏の皮，肉のすじなど

硬い皮で覆われているものは避ける：大豆，アーモンドなど

乾物類は水でもどして軟らかく煮る：高野どうふ，切り干しだいこん，干しゆば，干ししいたけなど

2 胃内滞留時間の短いものを用いる

食物の消化吸収がよいとか，消化しにくいということは，非常にむずかしいことであるが，臨床調理の立場から考えると，食物が体内に入って消化酵素の作用を受け，どれだけ体に利用されたかということのみではなく，胃腸に負担が少ないという観点からも考えるべきである．

胃のなかに留まっている時間が短いほうが胃に負担をかけない．

栄養素別の滞留時間の目安を以下に示す．

・炭水化物を多く含む食品：2〜3時間
・たんぱく質を多く含む食品：3〜4時間
・脂質を多く含む食品：4〜5時間．ただし，乳化された脂質は乳化されていない脂質よりも短い．

調理形態では，液体が胃を早く通過し，同じ食品であっても調理方法によって滞留時間が異なる（**表5-1**）．

卵とたいを例にとると，調理法の変化で胃内滞留時間は次のように変化する．

卵—— (100 g)	半熟卵 (1時間15分)	生卵 (2時間30分)	固ゆで卵 (3時間15分)
たい—— (100 g)	さし身 (2時間45分)	煮つけ (3時間)	みそ漬け焼き (3時間30分)

3 刺激の強いものは避ける

胃や腸の粘膜を庇護するために，刺激物は避ける．

物理的な刺激：硬い肉，繊維の多い野菜，海藻，きのこなど．ただし，少量ののり，しいたけなどは状態により使用できる．

温度による刺激：70℃以上の熱いものや10℃以下の冷たいものを避ける．とくに液状のものは，一度に多く飲み込みやすいので注意する．

香辛料：カレー粉，とうがらしなど刺激の強い香辛料は避ける．

4 その他の注意

食物繊維：食物中には繊維のように消化されないもの，すなわち人間の消化液では消化されない物質がある．これらの物質は腸内のバクテリアによってある程度分解されると考えられているが，ほとんど胃腸を通過するし，胃腸に刺激を与えるので多量にとらない．

脂　質：脂質は，一般に胃のなかの滞留時間が長く消化が悪いとされているが，バター，生クリーム，マヨネーズ，卵黄など乳化され

乳化脂肪

・油脂は水とは混ざり合わないものであるが，親和力のある油脂は，乳化剤を用いることにより，エマルジョン（細かい粒子となって分散すること）となり乳化性をもつことができる．

表 5-1　食品の胃内滞留時間

食品名	分量 (g)	滞留時間
水	100	1°15′
〃	200	1°30′
〃	300	1°45′
〃	500	2°30′
せん茶	200	1°30′
麦　茶	200	1°45′
砂糖水	200	1°45′
みずあめ	100	2°15′
くず湯	200	2°
白がゆ	100	1°45′
みそ汁	200	2°30′
しょうゆ	200	1°30′
牛　乳	200	2°
〃	250	2°15′
〃	300	2°30′
〃	400	3°
コンデンスミルク	200	2°45′
ビール	100	1°30′
〃	200	1°40′
〃	300	2°15′
日本酒	300	2°
赤ぶどう酒	200	2°15′
卵　酒	100	3°30′
白　酒	200	2°45′
コーヒー	200	2°15′
米　飯	50	1°45′
〃	100	2°15′
〃	150	2°45′
〃	200	3°15′
も　ち	100	2°30′
〃	200	3°15′
そうめん	100	2°15′
粟もち	100	3°15′
うどん	100	2°45′
そ　ば	100	2°30′
白パン	100	2°45′
〃	150	3°30′
〃	200	4°
麦	50	1°45′
麦　飯	50	2°
古えんどう（煮）	100	2°30′
新えんどう（〃）	100	3°
古えんどう（炒）	100	3°45′
新そら豆（煎・剥皮）	100	2°31′
古そら豆（煮・脱皮）	100	2°45′
古そら豆（炒）	100	3°30′
赤あずき	50	2°
〃	100	2°15′
さつまいも（焼）	100	3°
〃　（蒸）	100	3°
半熟卵	100	1°15′
生　卵	100	2°30′
卵焼き	100	3°
ゆで卵	100	3°15′
生卵黄	100	2°45′
雄鶏（すき焼き）	100	3°
はと（炙）	100	3°30′
すずめ（炙）	100	3°
牛たたき肉（すき焼き）	100	2°45′
牛肉（すき焼き）	100	2°45′
〃	150	4°45′
〃	200	5°45′
〃	250	6°45′
ビーフステーキ	100	4°15′
豚肉（すき焼き）	100	4°15′
〃　（みそ焼き）	100	4°36′
闘鶏（すき焼き）	100	4°15′
干しがれい（炙）	100	2°
かれい（さし身）	100	2°30′
〃　（煮）	100	2°45′
〃　（塩焼き）	100	3°
干しあゆ（煮）	100	2°
あゆ（煮）	100	2°15′
〃　（焼）	100	2°15′
たい（さし身）	50	2°
〃　（煮）	100	3°
〃　（塩焼き）	100	3°15′
〃　（みそ漬け）	100	3°30′
〃　（さし身）	100	2°45′
さわら（さし身）	100	2°45′
〃　（煮）	100	3°
〃　（塩焼き）	100	3°
〃　（みそ漬け）	100	3°15′
あ　じ	100	2°45′
〃　（煮）	100	3°15′
〃　（塩焼き）	100	3°15′
あわび	100	3°45′
〃　（さし身）	100	3°15′
にしん（煮）	100	3°45′
はまぐり	100	3°45′
かずのこ	100	4°15′
こい（さし身）	100	2°15′
〃　（煮）	100	2°45′
ふな（さし身）	100	2°15′
干しふな（煮）	100	2°30′
ふな（煮）	100	3°
どじょう	100	3°45′
〃　（焼）	100	3°30′
うなぎ	100	4°15′
せんべい	100	2°15′
ようかん	100	2°30′
粟おこし	100	2°30′
カステラ	100	2°45′
朝鮮あめ	100	2°30′
こんぺいとう	100	2°45′
ビスケット	100	3°
りんご	100	1°45′
みかん（袋除く）	100	1°45′
〃	100	2°15′
ぶどう	100	1°45′
も　も	100	2°
すいみつ	100	1°45′
な　し	100	2°
あんず	100	2°15′
び　わ	100	2°30′
ごしょ柿	100	2°30′
だいこん	100	2°
干しだいこん	100	2°45′
か　ぶ	100	2°
ほうれん草	100	2°
せ　り	100	2°
な　す	100	2°
とうがん	100	2°
れんこん	100	2°15′
にんじん	100	2°30′
じゃがいも	100	2°30′
とろろいも	100	2°30′
ごぼう	100	2°30′
たまねぎ	100	2°30′
きゅうり	100	2°30′
すいか	100	2°30′
ゆり根	100	2°45′
かぼちゃ	100	2°45′
ね　ぎ	100	2°45′
まくわうり	100	2°45′
くわい	100	3°15′
たけのこ	100	3°15′
か　ぶ	100	2°30′
わかめ	100	1°45′

（湯川玄洋：日本消化器学会雑誌，1962 より）

胃の中の滞留時間

・短いもの：少量である，軟らかい，炭水化物が多い，水分が少ない

・長いもの：多量である，硬い，脂質が多い，水分が多い

た形のものは消化酵素の働きを受けやすいので，軟菜向けにはこれらの油脂を選ぶとよい．食品の選び方も脂質の少ない食品や部位を選ぶ（p.25，図1-2参照）．

さば→ひらめ　　ばら肉→ヒレ肉

調理上の注意と工夫

1　軟らかく食べやすくする工夫

水を加えて加熱する：水を加えて長時間煮込むと，ほとんどのものは軟らかくなる．

例としてかゆ（**表5-2**），だいこん，にんじん，葉菜，肉などがある．

細かく切ったりすりつぶす：裏ごしにしたり，ミキサーでかゆ状にする．

例として野菜の裏ごし，きな粉などがある．

硬い部分を取り除く：

・トマトは皮や種を取る．

・きゅうり，かぼちゃは皮や種を取り煮る．

・葉菜類は葉先の部分を使う．

加熱時間に留意する：魚肉類は熱を加えるとたんぱく質が凝固し硬くなるので，加熱しすぎないようにする．生食できる場合は，加熱するよりも軟らかくおいしく食べられる．

肉はひき肉にする：脂質の少ない肉を選び，2度びきにするとなめらかになる．

圧力鍋を利用する：肉類，豆類，ごぼう，れんこんなど，食品に適した加熱時間に注意して使用する．

2　消化をよくする工夫

切り方で表面積を大きくする：細かく切ったりすりつぶしたりして，消化液の作用を受けやすくする．

加熱しすぎないよう留意する：魚類のたんぱく質は生でも加熱してもよく消化されるが，加熱しすぎると身がしまって消化液の作用を受けにくくなる．固ゆで卵が半熟卵より消化が悪いのもそのためである．

外皮を取り除く：消化されやすい食物でも，食物繊維（セルロース）で厚く包まれているような大豆や玄米などは，繊維を取り除き，とうふや白米にすることで消化がよくなる．

発酵食品を使う：なっとうは発酵させるために組織が軟らかくなり，一部のたんぱく質は消

表5-2　かゆのつくり方

① 分がゆの混合比

分がゆ	配合（重量比）	
	おもゆ	全がゆ
おまじり	9	1
三分がゆ	7	3
五分がゆ	5	5
七分がゆ	3	7
全がゆ	0	10

② 水と米の割合

分がゆ	配合（重量比）	
	水	米
おもゆ	15	1
三分がゆ	12.5	1
五分がゆ（10倍がゆ，10％がゆ）	10	1
七分がゆ（7倍がゆ，15％がゆ）	7.5	1
全がゆ（5倍がゆ，20％がゆ）	5	1

・5倍がゆ，7倍がゆとは米の何倍の水を入れるかを意味する．10％がゆ，20％がゆとは，水100に対して米が何%入っているかを意味する

・全がゆは100 g中，米20 g相当量を含むものとする．したがって，蒸発量を考慮に入れて米の5倍の水とする

化されやすい形になっているので，軟菜食向きである．細かくきざんで分がゆに使用することもできる．

3 軟菜食に適した料理

軟菜食は，その食事を必要とする目的によって料理の考え方が異なる．とくに五分がゆ食までは消化や刺激など，胃腸の負担を軽減して，質的にも量的にもその病態に適した料理を選択しなければならない（**表 5-3**）．

卵

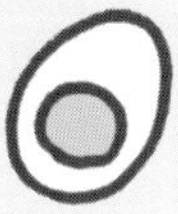

卵が固くならないような調理をする

●卵が加熱によって固くならないための工夫

▶温度を 100℃まで上げない．

卵白，卵黄とも半熟になるのは 70℃ 15 分．半熟卵がもっとも胃内滞留時間が短い．

▶卵液をだし汁または牛乳で希釈する．

卵どうふ（卵：だし汁＝1：1）

茶碗蒸し（卵：だし汁＝1：3）

プディング（卵：牛乳＝1：2.5）

▶調味料のなかに砂糖を加える…卵とじ

●消化をよくする工夫

▶卵白を起泡する…ふわふわ卵（空気泡により消化液にふれやすい）

●調味の仕方

▶食塩は凝固を促進するので塩味を少なくする（塩濃度 0.8〜0.9 %）．

▶卵は薄味でもおいしく食べられる…卵焼き，芙蓉蟹（かに玉）

魚，肉

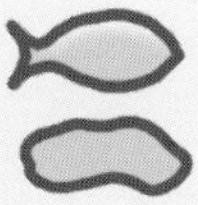

脂質含量の少ない（5 %以下）魚や肉を使う

▶脂質が少ないと，加熱によりたんぱく質が凝固し硬くなりやすいので注意する．

▶加熱温度上昇の遅い蒸し物やほぐし煮，魚でんぶなどのように細かく組織を分断するとよい．

とうふ

加熱しすぎて，すを立てないように調理する

▶軟らかい，口触りがよい，使いやすい，薄味でおいしい，消化がよいなど軟菜食に適している．

▶とうふ料理…煮物，月見どうふ，あんかけどうふ，空也蒸し，汁物，湯どうふなど

野菜

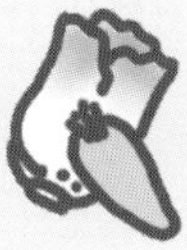

野菜は繊維質に富み，消化の悪いものが多いので，素材の選択にはとくに注意する．一般に軟らかい煮物が適している

▶含め煮…軟らかく，くずれるまで煮る．ゆり根，にんじん，だいこん，かぶ，とうがん，じゃがいも，山のいもなど

▶おろす…おろすだけで食べにくい場合は，おろしたものを煮る．

山のいも，だいこん，にんじん

▶切り方…細かくきざんで消化液と混合しやすくする．キャベツ，はくさい，だいこん

▶野菜の一定部分を選ぶ

葉身…ほうれん草，はくさい

皮，種を除く…トマト，きゅうり

4 軟菜食の献立

基本食（p.22 の例 1）から，軟菜食（全がゆ食）への献立の展開を**表 5-4** に示す．さらに，基本的な全がゆ食を作成し，これより五分，三分がゆ食に献立を展開した例を，**表 5-5** に示す．

野菜の調理後の栄養素の変化

・調理による「重量変化率」を右に示す．

（例）ほうれんそう生 100 g →ゆで調理後 70 g（軟菜食の場合，一層軟らかく調理すると栄養量はさらに低下する）．

		E	水	P	F	K	Fe	V.C
生	100 g	18	92.4	1.7	0.2	690	2.0	35
ゆで	100 g	23	91.5	2.1	0.3	490	0.9	19
	70 g	16	64.1	1.5	0.2	343	0.6	13

（日本食品標準成分表 2020〈八訂〉より）

表 5-3　軟菜食に適した食品と調理法

食品群	おまじり食	三分がゆ食	五分がゆ食	七分がゆ食	全がゆ食	不適な食品と調理法
穀　類	パンがゆ	オートミール，フレンチトースト（耳をとる），うどんの軟らか煮	トースト（耳をとる），うどんの軟らか煮	煮込みうどん	サンドイッチ	とうもろこし，くるみ，ピーナッツ
いも類	ピューレ	つぶし煮	軟らか煮	含め煮		こんにゃく
油脂類		バター	マヨネーズ	植物油，ドレッシング		ヘット，ラード
豆・豆製品	とうふのすり流し汁，みそ汁	とうふの煮物あんかけ，ねりみそ	凍りどうふ，ゆばの煮物，裏ごし金時豆，なっとう	炒りどうふ，焼きどうふ	金時煮豆 うずら煮豆	大豆，おから，油揚げ
魚介類	すり流し汁，でんぶ	脂質の少ない煮魚のほぐし，はんぺん	脂質の少ない煮魚，さし身，かまぼこ	脂質の少ない焼き魚	脂質のやや少ない魚（揚げ物を除く）	たこ，いか，うなぎ，さば，いわし，まぐろ脂身，さんま，かき以外の貝類，塩辛，くんせい，フライ，天ぷら
獣鳥肉類	スープ，ゼラチン		脂質の少ない鶏肉ひき肉の煮物	脂質の少ない獣鳥肉の煮物，ささ身の煮物，蒸し物	脂質の少ない獣鳥肉の煮物，バター焼き	脂質の多い肉，硬い肉，ロースハム，ソーセージ，ベーコン，揚げ物
卵　類	プリン，実なし茶碗蒸し，卵どうふ，半熟卵	ポーチドエッグ，かき玉汁，ふわふわオムレツ	スクランブルドエッグ，目玉焼き，プレーンオムレツ	卵焼き，固ゆで卵		魚卵
果実類	ジュース，ピューレ	つぶしバナナ，コンポート	繊維の少ない果物	生果物		パインアップル（生）
野菜類	スープ，ピューレ	おろし煮，ほうれん草葉先，はくさい葉先の軟らか煮，裏ごし梅干し	繊維の少ないもの，きざみ煮，おろしだいこん，きゅうり，トマト（皮，種は除く）	軟らか煮，のりのつくだ煮，梅干し	ひたし和え物，生野菜（硬いものはさっとゆでる）	梅干し以外の漬け物，ごぼう，たけのこ，れんこん，ぜんまい，きのこ，ふき，わかめ，こんぶ
菓子類	ブラマンジェ，ボーロ，ウエハース	カステラ				揚げ菓子，つぶあんまんじゅう
嗜好飲料						コーヒー，コーラ，アルコール飲料

軟菜食の調理の工夫　まとめ

- 消化のよい食品や調理法を選ぶ．
- 繊維の少ないもの，または繊維の多い部分を除き，軟らかく煮る．
- 軟菜の形態に合わせてピューレ，きざみなどに調理する．

表 5-4　基本食より全がゆ食への展開

	基本食（例 1）		(g)	全がゆ軟菜食		(g)	展開のヒント
朝食	パン	食パン	100	パン	食パン	100	
	ジャム	いちごジャム	20	ジャム	いちごジャム	20	
	野菜とゆで卵のサラダ	きゅうり	30	ゆで野菜とゆで卵のサラダ	キャベツ	30	・キャベツをゆでる
		トマト	30		トマト	30	・トマトは皮と種をとる
		卵	25		卵	25	
		ドレッシング	15		マヨネーズ	10	・ドレッシングのかわりにマヨネーズを使う
	牛乳	牛乳	200	牛乳	牛乳	200	
	果物	グレープフルーツ	80	果物	もも缶	80	
昼食	ご飯	ご飯	200	かゆ	全がゆ	300	
	さばの塩焼き	さば	80	あじの塩焼き	あじ	80	・さばを脂質の少ないあじにかえる
		塩	0.3		塩	0.3	
	つけ合わせ	かぶ	20	つけ合わせ	だいこん	50	・だいこんおろしを添える
		酢	2		しょうゆ	2	
		塩	0.2				
	根菜の炒め煮	こんにゃく	30	さといものそぼろあんかけ	さといも	50	・軟らかく煮たさといもに鶏ひき肉のそぼろあんをかける．ひき肉は脂質が多いのでもも肉（皮なし）を刻む
		ごぼう	30		にんじん	10	
		さといも	40		鶏肉（もも・皮なし）	10	
		にんじん	20		にんじん	20	
		グリンピース	3		砂糖	3	
		油	4		しょうゆ	6	
		砂糖	3		片栗粉	2	
		しょうゆ	6		ゆず	少々	・ゆずは皮をおろして風味をつける
					だし汁	30	
	ほうれん草のおひたし	ほうれん草	40	ほうれん草のおひたし	ほうれん草	70	・えのきたけをやめて，ほうれん草を増やす
		えのきたけ	20		ごま	2	
		ごま	2		しょうゆ	3	
		しょうゆ	4				
	冷やしとうふ	とうふ（絹ごし）	70	冷やしとうふ	とうふ（絹ごし）	70	
		葉ねぎ	3		葉ねぎ	3	
		しょうゆ	3		しょうゆ	3	
夕食	ご飯	ご飯	200	かゆ	全がゆ	300	
	とんかつ	豚（かた・皮下脂肪なし）	60	ハンバーグ	鶏肉（もも・皮なし）	60	・とんかつをやめて鶏ひき肉のハンバーグにする ・ひき肉は脂質が多いので，もも肉（皮なし）を刻む
		塩	0.1		パン	10	
		こしょう	少々		たまねぎ	40	
		小麦粉	4		卵	5	
		パン粉	8		塩	0.3	
		揚げ油	10		こしょう	少々	
		卵	10		油	3	
	カクテルソース	トマトケチャップ	7	カクテルソース	トマトケチャップ	7	
		ウスターソース	3		ウスターソース	3	
	なすのソテー	なす	50	粉ふきいも	じゃがいも	50	
		塩	0.2		レタス	20	・レタスは湯通しする
		こしょう	少々		塩	0.2	
		油	5				
		レタス	10				
	こまつ菜の酢みそ和え	こまつ菜	50	こまつ菜の酢みそ和え	こまつ菜	50	・生わかめはやめる
		生わかめ	10		白みそ	8	
		白みそ	8		砂糖	3	
		砂糖	3		酢	4	
		酢	5				
	野菜スープ	たまねぎ	30	すまし汁	はんぺん	20	
		にんじん	10		みつば	5	
		じゃがいも	40		しょうゆ	5	
		固形スープ	1.3		だし汁	100	
		水	100	うずら豆煮豆	うずら豆煮豆	30	・エネルギー補給に豆の甘煮をつける
					砂糖	8	
					塩	0.1	
	果物	いちご	20	果物	いちご	20	
栄養量	エネルギー1,903 kcal たんぱく質　67 g 動たん比率　54 % 脂質　58 g 食塩相当量　7.3 g	エネルギー比率（%） P 14，F 28，C 58 飽和脂肪酸　7		エネルギー1,578 kcal たんぱく質　63 g 動たん比率　58 % 脂質　35 g 食塩相当量　7.4 g	エネルギー比率（%） P 16，F 20，C 64 飽和脂肪酸　6		

表 5-5　全がゆ食より五分がゆ・三分がゆ食への展開

	全がゆ軟菜食		(g)	五分がゆ食		(g)	三分がゆ食		(g)	展開のヒント
朝食	トースト	食パン	80	ミルクトースト	食パン（耳なし）	60	パンがゆ	食パン（耳なし）	60	
		いちごジャム	10		バター	5		砂　糖	10	
	目玉焼き	卵	50		砂　糖	10		牛　乳	100	
	サラダ	キャベツ	40		牛　乳	50	ポーチドエッグ	卵	50	
		トマト	30	ポーチドエッグ	卵	50		塩	0.2	
		きゅうり	20		塩	0.2		トマト（添え）	50	・トマトは皮と種をとる
		マヨネーズ	10		トマト（添え）	50	マッシュポテト	じゃがいも	50	
		塩	0.2	マッシュポテト	じゃがいも	50		牛　乳	20	
	牛　乳	牛　乳	200		マヨネーズ	7		塩	0.4	
	果　物	りんご	100		塩	0.1	ジュース	りんごジュース	100	
				牛　乳	牛　乳	100				
				果　物	おろしりんご	100				
昼食	か　ゆ	全がゆ	300	か　ゆ	五分がゆ	250	か　ゆ	三分がゆ	250	・三分がゆの場合，かれいはさっとボイルしてほぐし，おろしだいこんと一緒に煮る
	焼き魚	あ　じ	80	煮つけ	かれい	80	おろし煮魚	かれい（ほぐし身）	80	
		塩	0.3		だいこん	60				
	だいこんおろし	しょうゆ	3		砂　糖	6		だいこん	60	
		だいこん	60		しょうゆ	8		砂　糖	6	
		とうふ（木綿）	50	しら和え	とうふ（木綿）	50		しょうゆ	8	
		ほうれん草	40		ほうれん草（葉先）	40	煮びたし	ほうれん草（葉先）	40	
		にんじん	10							
		ご　ま	3		にんじん	10		ふ	2	
		砂　糖	4		ご　ま	3		砂　糖	3	
		塩	0.5		砂　糖	4		しょうゆ	5	
	煮つけ	さつまいも	50		塩	0.5	きんとん	さつまいも	50	
		砂　糖	10	煮つけ	さつまいも	50		塩	0.2	
		塩	0.2		砂　糖	10		砂　糖	10	
					塩	0.2	梅びしお	梅びしお	5	
夕食	か　ゆ	全がゆ	300	か　ゆ	五分がゆ	250	か　ゆ	三分がゆ	250	
	蒸し鶏くずあんかけ	鶏　肉（もも・皮なし）	60	鶏だんごくずあんかけ	ささ身ひき肉	60	とうふのあんかけ	とうふ（絹ごし）	50	・ささ身はひき肉にすると，まとまりにくいので二度びきにする
					たまねぎ	30		鶏むねひき肉	50	
		塩	0.2		卵	5		おろしにんじん	15	
		カリフラワー	40		塩	0.2		片栗粉	1	
		さやえんどう	15		カリフラワー	30		しょうゆ	6	
		片栗粉	2		にんじん	15		砂　糖	4	
		だし汁	50		片栗粉	3		だし汁	30	
		しょうが汁	3		だし汁	50	ミルク煮	かぼちゃ（皮とる）	50	
		しょうゆ	5		しょうが汁	3				
	含め煮	さといも	50		しょうゆ	5		砂　糖	8	・さといもは繊維が多いのでかぼちゃにする
		高野どうふ	5	含め煮	さといも	50		牛　乳	50	
		にんじん	10		とうふ（絹ごし）	50	煮びたし	はくさい（葉先）	60	
		砂　糖	3		にんじん	10		だし汁	10	
		しょうゆ	6		砂　糖	3		しょうゆ	5	
	おひたし	はくさい	60		しょうゆ	6				
		花かつお	1	おひたし	はくさい（葉先）	60				
		しょうゆ	4		しょうゆ	4				
	みそ汁	ふ	2	みそ汁	ふ	2				
		葉ねぎ	3		みそ（淡色）	8				
		みそ（淡色）	8		だし汁	120				
		だし汁	120							
間食	ゼリー	オレンジジュース	100	ゼリー	オレンジジュース	100	ゼリー	オレンジジュース	100	
		ゼラチン	3		ゼラチン	3		ゼラチン	3	
		砂　糖	10		砂　糖	10		砂　糖	10	
	菓　子	そばぼうろ	25	菓　子	衛生ぼうろ	25	菓　子	衛生ぼうろ	25	
栄養量	エネルギー　1,621 kcal たんぱく質　64 g 動たん比率　60 % 脂　質　35 g エネルギー比率（%） P 16，F 19，C 65 飽和脂肪酸　6 食塩相当量 7.1 g			エネルギー　1,428 kcal たんぱく質　62 g 動たん比率　64 % 脂　質　30 g エネルギー比率（%） P 17，F 19，C 64 飽和脂肪酸　6 食塩相当量 7.3 g			エネルギー　1,235 kcal たんぱく質　53 g 動たん比率　71 % 脂　質　17 g エネルギー比率（%） P 17，F 12，C 71 飽和脂肪酸　5 食塩相当量 6.1 g			

・五分がゆは，おもゆ 50 %，全がゆ 50 %，三分がゆは，おもゆ 70 %，全がゆ 30 %（重量比）で計算した．

6

嚥下調整食のための調理

目　的

- 摂食機能は，出生後加齢にともなって発達－成熟－退行していく．しかし，その間，摂食機能はさまざまな内的，外的要因によって障害を起こすことがある．
- 摂食障害は嚥下器官の構造的障害によるものと，神経学的障害によるものがある．器官の構造的障害については，基本的には口腔内疾患や咽喉の疾患によるものである．通常悪性腫瘍切除にともなう構造的欠損などで，結果的には食塊を送り込むことが困難になり，適切な機械的補助具や外科的な栄養補給路の造設など通常の食事と異なる方法をとることになる．
- 神経学的障害については，脳卒中などの中枢神経障害，パーキンソン病などの運動障害や認知症，老人性の筋萎縮などがあるが，このようなはっきりとした病変がなくても，高齢者においては嚥下機能低下がみられることがしばしばある．健常者においては，食塊を口腔から胃に移動させる正常な嚥下過程は，必要な神経筋肉の働きと神経制御系が正常であってはじめて行われるものである．
- 神経作用に低下がみられると気管への誤嚥が多くみられ，その結果，誤嚥性肺炎や窒息の危険などがあり，さらに食事量の減少から脱水，低栄養を招くことにもなる．したがって，障害の段階によって摂取できる食形態や食べ方を工夫する必要がある．
- 口から食べることは，単に栄養学的に重要であるばかりでなく，食べる楽しみや，人とのふれあいなど，人間らしく生きるためにも重要な意味をもつ．

考え方

摂食機能とは，食物を口唇から口腔内に取り込み，咀嚼した食物を食道へ送り込む随意運動または反射運動で，いつも筋肉が協調的に働いている．この運動は，①先行期，②準備期，③口腔期，④咽頭期，⑤食道期の５段階に分けることができる．

1 先行期

食物を認知し，口へ取り込むまでの過程．

ヒトは食べ物を認知すれば，その味やにおい，硬さなど連想し，唾液や胃液の分泌が旺盛になり，食べる準備が反射的に始まる．

意識障害や認知障害がある場合はこれらの反応は示さない．スプーンで食物を近づけても口を開こうとしない場合がある．

2 準備期

口唇と歯で口中に食物を取り込み，咀嚼し，食塊を形成する過程．

口唇と前歯を用い食物を取り込むが，食器や食物の形態によって口唇や前歯の動きが異なる．たとえばストロー，コップ，スプーン，吸い飲みなどの摂食器具の形態，食べ物の大小，硬さなどにより口唇と前歯の使い方が異なってくる．この場合，どんな食べ方であろうと口唇を開いたのち，口を閉じることが必要である．

口唇の閉鎖機能に異常があると，食べ物をぼろぼろこぼしたり，よだれを流したりする．

3 口腔期

口から咽頭へ食塊を送る移動の過程（随意運動）．

口に取り込まれた食物は，舌と歯を使って唾液と混合して咀嚼される．

ゼリーやペースト状のような軟らかい食物は，舌と口蓋で押しつぶされる．固形物は舌を動かし臼歯の上に食物をのせ，歯を利用してすりつぶす．

舌の上に集められた食塊は，口を閉じると頬筋が収縮し，舌が口蓋に押しつけられ，咽頭へと移動される．

脳卒中では，食物を舌の奥のほうへ送り込むことができなかったり，舌の奥に送り込めても咽頭に送り込めない場合がある．

また舌の動きの障害や歯の欠損，歯の疾患の場合，食塊の形成がうまくできなくて，丸のみなどが起こる．

離乳期においては，舌の動きの発達段階をよく理解し，その形態に注意する必要がある．

4 咽頭期

咽頭から食道まで送る過程（反射運動）．

食塊が咽頭壁に触れると，反射的に口蓋の上方が引き上げられ鼻腔を塞ぎ，さらに喉頭蓋が気管にかぶさり，気管が閉鎖され，食物の逆流を防ぐ．食塊が咽頭に入ると，咽頭内圧が高まり咽頭壁の蠕動運動が生じ，食塊は食道へ送られる．これらの運動は，食道括約筋（輪状咽頭筋）などいろいろな筋肉運動が協調して働いている．

高齢者にみられる反射運動の遅延やタイミングのずれなどにより，鼻腔に食べ物（とくに水）が押し出されたり，気管に食物が入り“誤嚥”につながることがある．また，神経障害により，括約筋が緊張したままでは（輪状咽頭筋弛緩不全）食塊を食道に送り込むことが困難となってくる．

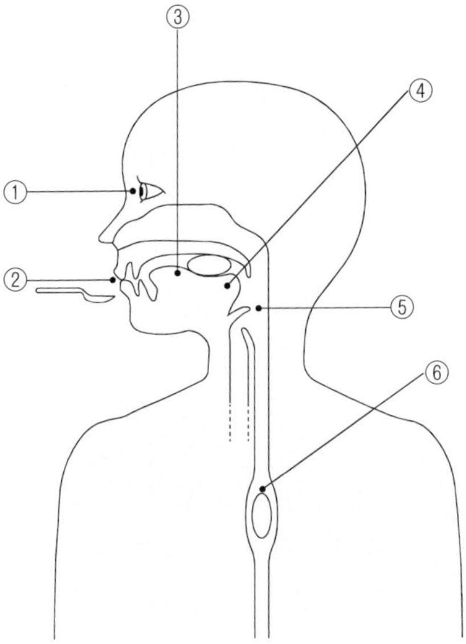

① 食べ物の認知
② 口への取り込み
③ 咀嚼と食塊形成
④ 咽頭への送り込み
⑤ 咽頭通過，食道への送り込み：嚥下反射
⑥ 食道通過

（①〜③ 摂食、④〜⑥ 摂食・嚥下）

①②は先行期，③は準備期，④は口腔期，⑤は咽頭期，⑥は食道期と呼ばれる．

図 6-1　摂食嚥下の流れ

（聖隷嚥下チーム．嚥下障害ポケットマニュアル 第 4 版：医歯薬出版；2011．p 3 より一部改変）

5 食道期

食道から胃まで送る過程．

食道に食べ物が送り込まれると，逆流しないように食道括約筋が閉鎖される．

その後，食べ物は蠕動運動で胃まで運ばれる（**図 6-1**）．

脳卒中では，脳幹部の病巣で食道括約筋の弛緩や食道の蠕動運動が障害される．

下食道括約筋閉鎖が不完全な場合は，胃から食道に食べ物が逆流し，逆流食道炎を起こす．また上食道括約筋の閉鎖が不完全であると，胃酸，消化液，細菌を含んだ食べ物が咽頭を逆流し，誤嚥肺炎の原因となる．これは高齢者が肺炎を繰り返す原因であるともいわれている．

6 摂食嚥下障害の原因

摂食嚥下障害は障害の場所，原因によって異なる（**表 6-1**）．とくに脳卒中などの脳血

表 6-1　摂食嚥下障害の原因となる疾患

器質的（解剖学的）原因
食物の通路の構造に問題があり，通過を妨げている． ・口腔，咽頭，食道の炎症や腫瘍 ・頸椎骨棘による圧迫
機能的（生理学的）原因
食物の通路の動きに問題があり，送り込めない． ●中枢神経障害 ・脳卒中（脳梗塞，脳内出血，くも膜下出血） ・変性疾患（パーキンソン病，進行性核上性麻痺，筋委縮性側索硬化症） ・中枢神経系腫瘍 ●末梢神経障害 ・多発性脳神経炎，外傷（手術を含む） ●神経筋接合部疾患，筋疾患 ・多発性筋炎，重症筋無力症，筋ジストロフィー ●サルコペニア
心理的原因
●神経性食思不振症，うつ病，ヒステリー

（上島順子ほか，編．摂食嚥下リハビリテーション栄養専門管理栄養士のための摂食嚥下障害者の栄養アセスメント実践マニュアル：医歯薬出版；2021．p11 より一部改変）

摂食嚥下訓練
・口腔清掃：歯・口腔粘膜，舌清掃，口腔感覚に対する刺激，義歯清掃
・咀嚼機能訓練：舌，口蓋，歯・歯肉のブラッシング．舌，口唇，頬の訓練
・構音：裏声，発声
・嚥下機能訓練：息こらえ嚥下，アイスマッサージ，喉頭挙上
・呼吸：腹式呼吸，咳を出す訓練

管疾患では意識障害，食物認知障害，口の動作不全，嚥下運動機能低下など多様な要因が加わっている．

原因疾患としては脳血管疾患が半数を占め，疾患を有さない場合でも加齢にともなう機能低下はしばしば認められる．その原因を**表6-2**に示す．とくに高齢者の摂食嚥下機能の低下は低栄養の重要なリスクとなる．低栄養の問題はADL（日常生活動作）や認知症のかかわりや免疫能の低下につながり，気道感染や肺炎などの感染症の発症や脱水の原因となる．

摂食嚥下機能低下を有する対象者に対しては，機能回復の支援を行うための多職種からなる「摂食嚥下支援チーム」によって，検査，訓練指導，食事調整や口腔管理が包括的に行われている．

食品の選び方と食形態

機能低下箇所やその低下のレベルにより適した食品，形態，量が異なる．

1 口唇の閉鎖機能低下の場合

食物が口からぼろぼろこぼれるので，流動または半流動とする．あまり粘度が高いと口のなかへ流れにくい．

低栄養を防ぐために食事回数を増やしたり，高エネルギー食品や高たんぱく質食品などを使用する場合もある．

▶適した食形態

① 粘度の低い流動食，牛乳，果汁，スープなど．

② 薄いおもゆに，野菜，いもなどをミキサーにかけて混合する．

2 舌の運動機能低下の場合

舌の全体または局部的な形態の変化や舌の運動の障害については，食塊を形成して咽頭に送り込むことが困難である．しかし，咽頭の運動はしっかりしていて誤嚥の心配がない場合は，流動または半流動のものがよい．

▶適した食形態

① 食塊を形成しやすく凝集性の高いものがよい．かまぼこ，硬い野菜のきざみ，ひき肉，大豆，ごまなど口中でばらばらになるものは避ける．すりつぶしたとき，わずかにとろみがあり，水分の多いものがよい．固形化・半固形化補助食品を使い，プリン状やゼリー状にしてもよい．

表6-2 加齢にともなう摂食嚥下機能の低下原因

う蝕，義歯の問題：咀嚼力低下
唾液の性状（粘性，組成など），量の変化
粘膜の感覚，味覚の変化（低下）
口腔，咽頭，食道など嚥下筋の筋力低下（サルコペニア）
喉頭が解剖学的に下降し，嚥下反射時に喉頭挙上距離が大きくなる
無症候性脳血管障害の存在（潜在的偽性球麻痺）
注意力・集中力低下，全身体力低下
基礎疾患，内服薬材

（聖隷嚥下チーム．嚥下障害ポケットマニュアル 第4版：医歯薬出版；2011. p13）

口腔機能低下のチェック

基本チェック

・半年前に比べて固いものが食べにくくなったか．

・お茶や汁物などでむせないか．

・口の渇きが気になるか．

理学的検査

・口腔衛生の確認

・反復唾液嚥下（3回以内）

② 粘膜にくっつくようなべたべたしたものは避ける．もち，だんご，濃いくず湯，ヌガーなど粘膜にくっつきやすい．

③ さらさらしたものは食べにくい．きな粉，はったい粉，のり，わかめなど，舌が十分に動いていないと混合することが困難である．

3 咀嚼機能低下の場合

歯の欠損や疾患，下顎の運動障害などでは，食品の硬さ，破断力などを考慮に入れ，咀嚼回数が少なく，また一口の食品の大きさが小さいほうが噛む回数が少ない．食品を噛み砕く力がかからないものを選ぶ．噛む回数が少なくなると，唾液の分泌量が減少し，食品の舌ざわりやのどごしが悪くなる．

▶適した食形態

① 軟らかい食品を選ぶ．加熱，粉砕などにより軟らかくする：一般に，野菜，いもは加熱により軟らかくなるが，魚，肉などは加熱により硬くなるものが多い．しかし加熱の仕方によっては軟らかくなるので，料理の方法に十分注意が必要である．軟らかくすることにより噛む回数も減る．

② 破断力の大きい食品を避ける：こんにゃく，もち，ぎゅうひ，いか，たこ，あわび，野菜の塩もみなど．

③ 水分の少ないものは噛む回数が増える：でんぷんなどで濃度をつけ，食品の周囲に水分をつけることにより，噛む回数が減り，また，のどごしもよくなる．

・パン→パンがゆ，フレンチトースト

・あずきあん→しる粉，ぜんざい

その他，水分の少ない乾物や，フライより天ぷら，炒め物や焼き物より煮物，ご飯よりかゆ，パンよりうどんなどのほうが噛む回数が少ない．

④ 切り方に注意する：薄切り（2 mm 以下）は噛みにくい．ある程度厚みのあるものがよい．また，みじん切りはカサが増え，口のなかで散らばって噛みにくい．粗つぶしや，かのこ切りなど，かくし包丁を入れると噛む回数が減る．

4 嚥下機能低下の場合（嚥下調整食）

嚥下食は障害の程度に応じて，咀嚼度とその後の食塊形成のしやすい食物を調製できることが望ましい．

▶適した食形態

① 流動食はとろみをつける．

② 食物の物性は均一であること．切り方，硬さに不均一があったりしないこと．

③ 適度な粘度があり，凝集性があること．

④ 離水しないこと．

⑤ 口腔内の粘膜に付着しないこと．きなこ，わかめ，濃いくず湯は付着しやすい．

⑥ 粘弾性があり，のどを通るときに変形しやすい．

⑦ 酸の強いものは刺激が強くむせる．

⑧ 嚥下反射を誘発しやすい温度に注意する．やや熱いか，やや冷たいものがよい．

⑨ 一口の量の目安を知る．多いと口のなかに溜まったり，少ないと刺激が弱く嚥下しにくい．

●嚥下調整食分類

日本摂食嚥下リハビリテーション学会から，国内の病院，施設，在宅医療および福祉関係者が共通して使用できることを目的として統一表示が発表されている（**図 6-2，表 6-4**）．

食事形態を 0 から 4 までの 5 段階で示し，0 は嚥下訓練食に，さらに j（ゼリー状）と

均一な物性とは

・三分がゆはおもゆと米粒でできている．
　→ミキサーにかけてとろみをつける．
・おろしりんごは果汁と果肉でできている．
　→果肉を除き，果汁にのみとろみをつける．

t（とろみ状）に分け，症状により，j，tどちらから始めてもよいようにしている．原則的に形態のみを示し，量や栄養成分については設定していない．

“嚥下食ピラミッド（**図 6-3**）”“えん下困難者用食品（**表 6-3**）”“UDF（ユニバーサルデザインフード）（**図 6-4**）”との対応については，「他の分類との対応」の項目に示されている．「形態」の項目中の“中間のとろみ”“濃いとろみ”の性状については，「学会分類 2021（とろみ）早見表」（**表 6-5**）を参考にされたい．また，各早見表の理解にあたっては，「学会分類 2021」本文をお読みいただきたい（日本摂食嚥下リハビリテーション学会 HP：https://www.jsdr.or.jp/wp-content/uploads/file/doc/classification2021-manual.pdf）

本書では量，栄養成分を考慮し，嚥下食ピラミッドを参考に調理方法，調理例を示しているので，学会分類とあわせて参考にしていただきたい．

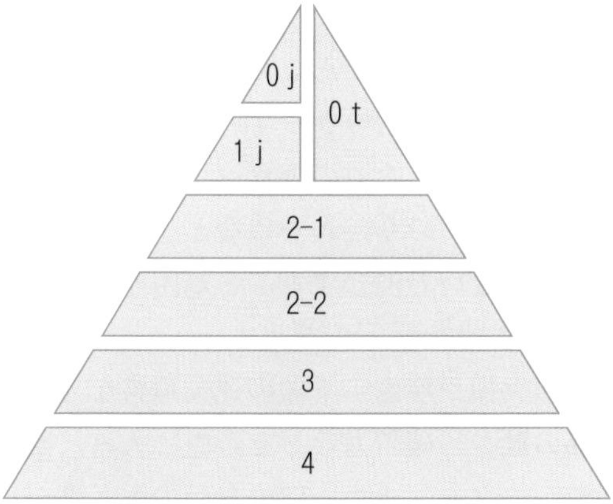

図 6-2　学会分類 2021（食事）

（日本摂食嚥下リハビリテーション学会．嚥下調整食分類 2021 より）

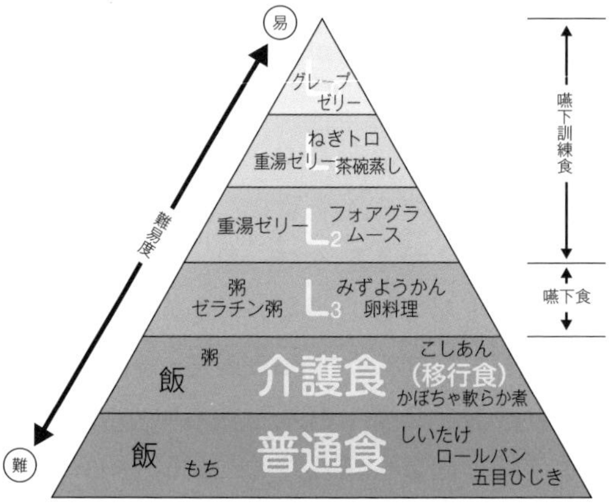

図 6-3　嚥下食ピラミッド

（嚥下食ドットコム HP より）

表 6-3　えん下困難者用食品（特制用途食品）の許可基準

規格[※1]	許可基準Ⅰ[※2]	許可基準Ⅱ[※3]	許可基準Ⅲ[※4]
硬さ（一定速度で圧縮したときの抵抗）（N/m^2）	2.5×10^3 ～1×10^4	1×10^3 ～1.5×10^4	3×10^2 ～2×10^4
付着性（J/m^3）	4×10^2 以下	1×10^3 以下	1.5×10^3 以下
凝集性	0.2～0.6	0.2～0.9	—

※1 常温および喫食の目安となる温度のいずれの条件であっても規格基準の範囲内であること．

※2 均質なもの（たとえば，ゼリー状の食品）．

※3 均質なもの（たとえば，ゼリー状またはムース状等の食品）．ただし，許可基準Ⅰを満たすものを除く．

※4 不均質なものも含む（たとえば，まとまりのよいおかゆ，やわらかいペースト状またはゼリー寄せ等の食品）．ただし，許可基準Ⅰまたは許可基準Ⅱを満たすものを除く．

（消費者庁 HP より）

表 6-4 学会分類 2021（食事）早見表

コード		名称	形態	目的・特色	主食の例	必要な咀嚼能力	他の分類との対応
0	j	嚥下訓練食品 0j	・均質で，付着性・凝集性・かたさに配慮したゼリー ・離水が少なく，スライス状にすくうことが可能なもの	・重度の症例に対する評価・訓練用 ・少量をすくってそのまま丸呑み可能 ・残留した場合にも吸引が容易 ・たんぱく質含有量が少ない		（若干の送り込み能力）	・嚥下食ピラミッド L0 ・えん下困難者用食品許可基準Ⅰ
0	t	嚥下訓練食品 0t	・均質で，付着性・凝集性・かたさに配慮したとろみ水（原則的には，中間のとろみあるいは濃いとろみのどちらかが適している）	・重度の症例に対する評価・訓練用 ・少量ずつ飲むことを想定 ・ゼリー丸呑みで誤嚥したりゼリーが口中で溶けてしまう場合 ・たんぱく質含有量が少ない		（若干の送り込み能力）	・嚥下食ピラミッド L3 の一部（とろみ水）
1	j	嚥下調整食 1j	・均質で，付着性，凝集性，かたさ，離水に配慮したゼリー・プリン・ムース状のもの	・口腔外で既に適切な食塊状となっている（少量をすくってそのまま丸呑み可能） ・送り込む際に多少意識して口蓋に舌を押しつける必要がある ・0j に比し表面のざらつきあり	おもゆゼリー，ミキサー粥のゼリー など	（若干の食塊保持と送り込み能力）	・嚥下食ピラミッド L1・L2 ・えん下困難者用食品許可基準Ⅱ ・UDF 区分 かまなくてもよい（ゼリー状）（UDF：ユニバーサルデザインフード）
2	1	嚥下調整食 2-1	・ピューレ・ペースト・ミキサー食など，均質でなめらかで，べたつかず，まとまりやすいもの ・スプーンですくって食べることが可能なもの	・口腔内の簡単な操作で食塊状となるもの（咽頭では残留，誤嚥をしにくいように配慮したもの）	粒がなく，付着性の低いペースト状のおもゆや粥	（下顎と舌の運動による食塊形成能力および食塊保持能力）	・嚥下食ピラミッド L3 ・えん下困難者用食品許可基準Ⅲ ・UDF 区分 かまなくてもよい
2	2	嚥下調整食 2-2	・ピューレ・ペースト・ミキサー食などで，べたつかず，まとまりやすいもので不均質なものも含む ・スプーンですくって食べることが可能なもの		やや不均質（粒がある）でもやわらかく，離水もなく付着性も低い粥類	（下顎と舌の運動による食塊形成能力および食塊保持能力）	・嚥下食ピラミッド L3 ・えん下困難者用食品許可基準Ⅲ ・UDF 区分 かまなくてもよい
3		嚥下調整食 3	・形はあるが，押しつぶしが容易，食塊形成や移送が容易，咽頭でばらけず嚥下しやすいように配慮されたもの ・多量の離水がない	・舌と口蓋間で押しつぶしが可能なもの ・押しつぶしや送り込みの口腔操作を要し（あるいはそれらの機能を賦活し），かつ誤嚥のリスク軽減に配慮がなされているもの	離水に配慮した粥 など	舌と口蓋間の押しつぶし能力以上	・嚥下食ピラミッド L4 ・UDF 区分 舌でつぶせる
4		嚥下調整食 4	・かたさ・ばらけやすさ・貼りつきやすさなどのないもの ・箸やスプーンで切れるやわらかさ	・誤嚥と窒息のリスクを配慮して素材と調理方法を選んだもの ・歯がなくても対応可能だが，上下の歯槽提間で押しつぶすあるいはすりつぶすことが必要で舌と口蓋間で押しつぶすことは困難	軟飯・全粥 など	上下の歯槽提間の押しつぶし能力以上	・嚥下食ピラミッド L4 ・UDF 区分 舌でつぶせる および ・UDF 区分 歯ぐきでつぶせる および ・UDF 区分 容易にかめるの一部

（日本摂食嚥下リハビリテーション学会．嚥下調整食分類 2021 より改変）

区　分		ユニバーサルデザインフード 容易にかめる	ユニバーサルデザインフード 歯ぐきでつぶせる	ユニバーサルデザインフード 舌でつぶせる	ユニバーサルデザインフード かまなくてよい
かむ力の目安		かたいものや大きいものはやや食べづらい	かたいものや大きいものは食べづらい	細かくてやわらかければ食べられる	固形物は小さくても食べづらい
飲み込む力の目安		普通に飲み込める	ものによっては飲み込みづらいことがある	水やお茶が飲み込みづらいことがある	水やお茶が飲み込みづらい
かたさの目安	ごはん	ごはん～やわらかごはん	やわらかごはん～全がゆ	全がゆ	ペーストがゆ
	たまご	厚焼き卵	だし巻き卵	スクランブルエッグ	やわらかい茶わん蒸し（具なし）
	肉じゃが	やわらか肉じゃが	具材小さめやわらか肉じゃが	具材小さめさらにやわらか肉じゃが	ペースト肉じゃが
※食品メニュー例で商品名ではありません。	調理例（ごはん）	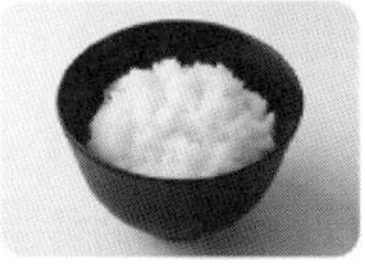	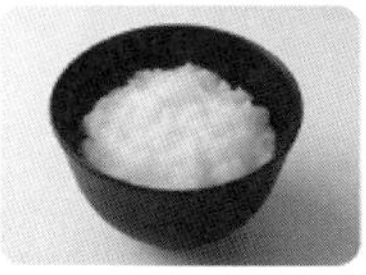	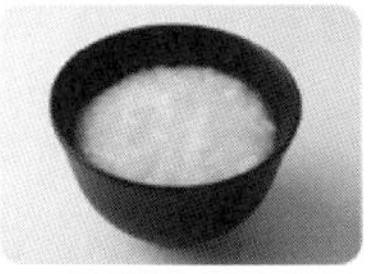	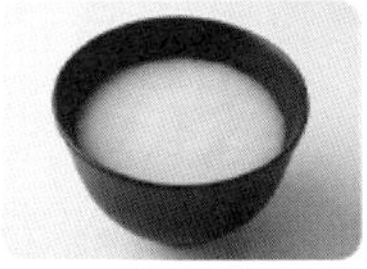
物性規格	かたさ上限値 N/m^2	5×10^5	5×10^4	ゾル：1×10^4 ゲル：2×10^4	ゾル：3×10^3 ゲル：5×10^3
	粘度下限値 mPa・s			ゾル：1500	ゾル：1500

※「ゾル」とは，液体，もしくは固形物が液体中に分散しており，流動性を有する状態をいう．「ゲル」とは，ゾルが流動性を失いゼリー状に固まった状態をいう．

図 6-4　ユニバーサルデザインフード（UFD）区分

（日本介護食品協議会 HP より）

表 6-5　学会分類 2021（とろみ）早見表

	段階 1 薄いとろみ【Ⅲ-3 項】	段階 2 中間のとろみ【Ⅲ-2 項】	段階 3 濃いとろみ【Ⅲ-4 項】
英語表記	Mildly thick	Moderately thick	Extremely thick
性状の説明（飲んだとき）	・「drink」するという表現が適切なとろみの程度 ・口に入れると口腔内に広がる ・液体の種類・味や温度によっては，とろみが付いていることがあまり気にならない場合もある ・飲み込む際に大きな力を要しない ・ストローで容易に吸うことができる	・明らかにとろみがあることを感じ，かつ「drink」するという表現が適切なとろみの程度 ・口腔内での動態はゆっくりですぐには広がらない ・舌の上でまとめやすい ・ストローで吸うのは抵抗がある	・明らかにとろみが付いていて，まとまりがよい ・送り込むのに力が必要 ・スプーンで「eat」するという表現が適切なとろみの程度 ・ストローで吸うことは困難
性状の説明（見たとき）	・スプーンを傾けるとすっと流れ落ちる ・フォークの歯の間から素早く流れ落ちる ・カップを傾け，流れ出た後には，うっすらと跡が残る程度の付着	・スプーンを傾けると，とろとろと流れる ・フォークの歯の間からゆっくりと流れ落ちる ・カップを傾け，流れ出た後には，全体にコーテイングしたように付着	・スプーンを傾けても，形状がある程度保たれ，流れにくい ・フォークの歯の間から流れ出ない ・カップを傾けても流れ出ない（ゆっくりと塊となって落ちる）

（日本摂食嚥下リハビリテーション学会．嚥下調整食分類 2021 より改変）

調理上の注意と工夫

1 軟らかく噛みやすくする工夫

●加熱により軟らかくする工夫

食品を加熱することによって硬さが変化する様子を**表 6-6** に示した.

●肉の繊維を軟らかくする工夫

① ひき肉にするか，よくたたく.

② 繊維に対して直角の方向に切る.

③ 長時間加熱する．肉のコラーゲンは水とともに長時間加熱すると，分解してゼラチンになり軟らかくなる.

④ 酒や酢を用いる．加熱前に酒や酢などをふりかけ，水煮をしてから味つけすると軟らかくなる.

2 適度な粘度をつける工夫

料理に適度な粘度をつけることにより，食品が食べやすくなる．料理法と軟らかさの程度を**図 6-5** に示した.

3 その他の工夫

① 料理は見た目を美しく盛りつけ，色彩などにも留意する.

② 1品の重量を少なくして品数を増やす.

③ 障害の程度にもよるが，どれも同じ形態（どろどろ）のものばかりでなく，異なった形態のものと組み合わせて見た目に変化をつける.

例としてとうふのあんかけ，半熟卵のあんかけ，魚のペーストなどがあげられる.

コラム

嚥下障害のケア

●食物嚥下時の体位と食べさせ方

・仰臥位をとると気管が上で食道が下がるので誤嚥を防ぐ

・頭部を前屈すると誤嚥を予防する
（頸部の伸展は咽頭と気道が直線になり，気道が開いてしまう）

●実際

① 体幹 30 度仰臥位をとる.

② 頸部を前屈させる.

③ マヒがある場合は，マヒ側の肩に枕をあてがい，軽度仰臥位をとる.

④ 介助者は正常側に立つことにより，食事に集中させられる.

表 6-6 加熱と硬さの変化

食品名	硬さ（kg）		食品名	硬さ（kg）	
	生	加熱後		生	加熱後
かぼちゃ	13.59	0.16	さつまいも	6.75	0.09
ごぼう	5.39	1.17	じゃがいも	3.17	0.13
にんじん	4.87	0.29	豚肉（もも）*	2.26	4.27
ほうれん草（茎）	4.22	2.14	鶏肉（ささ身）*	0.81	2.01
れんこん	4.17	4.22	鶏肉（もも）**	3.79	1.97
さやいんげん	3.41	1.53	まぐろ**	0.37	0.79
ほうれん草（葉）	3.02	1.56	ぶ り**	0.27	0.17
だいこん	2.93	0.12	さ け**	0.24	0.87

*ゆで加熱　**焼き加熱

（栄養日本 7 号，1994 より）

嚥下障害のチェックポイント（高齢者）

・以下をチェックする.

①水分を飲むときむせる．②食事中にむせたり咳がでる．③食事を始めると痰がでる．④痰のなかに食物が混ざる．⑤食事中，食後にがらがら声になる．⑥喉に食物がつまるように感じる．⑦食事に時間がかかる（食物がいつまでも口のなかにある）．⑧食べ物を飲み込むときに，錠剤を飲み込むときのように上を向く.

流動← →固形

薄くず汁	ゼリー	ポタージュ	つぶしがゆ	すり身	煮込みうどん	ほぐし身
バナナミルク	ヨーグルト	くず湯	ミキサーがゆ	マッシュポテト	プレーンオムレツ	野菜軟らか煮
果実缶ペースト	プディング	すり流し汁	とろろ汁	野菜，魚ミキサー		コンポート
ネクター	アイスクリーム	（とうふ，魚）	卵どうふ	（とろみつけ）		おじや
	ババロア	茶碗蒸し	パンがゆ			
	しる粉	温泉卵				

図 6-5　料理法と食品の軟らかさ

▶飲み込みにくい食物

・酢の物，梅干し：刺激が強くむせやすい．

・食パン，焼きいも，固ゆで卵，揚げ物（てんぷら，フライ），生野菜：水分が少なく，唾液と混ざりにくく食塊をつくりにくい．

・もち：変形しにくい．

・そば：切れが悪い．

・ウエハース，焼きのり，わかめ：のどに付着しやすい．

・ピーナッツ：口のなかでばらばらになり，嚥下しにくい．

・お茶，ジュース：むせやすい．

・高野どうふ：食べるときにとうふから煮汁が出て，とうふがカスカスして食べにくい．

料理例

凝集性の小さい物は，ゼラチン，かんてん，くず粉，片栗粉，とろみ調製食品などを使用し，凝集性を高める．とくにゼラチンで固めたものが食べやすい．**表 6-7** にゲル化剤の種類と特徴をまとめた．

①　ゼラチンで固める．果物，野菜，煮魚，鶏ひき肉などミキサーでみじん切りまたはほぐして固める．

②　かゆでとろみをつける（ミキサー食）（**表 6-8**）．

③　でんぷんでとろみをつける．魚，肉，野菜などどんな食品でも，ミキサー，裏ごしまたはみじん切りにして固める．そうめんなどは細かく切って汁ごと固めるとよい．水分の補給にもなる．くず，片栗粉よりコーンスターチのほうがきれがよい．

④　マッシュポテトに混合する（**表 6-9**）．

⑤　卵で固める．卵どうふ，茶碗蒸しは，とろみが少なく水と分離しやすい．でんぷんを少し入れるか，あんをかける．またはとろろいもをすりおろして混ぜるのも一方法である．卵とじは半熟にしないと卵がころころになり，食品と分離するので食べにくい．

⑥　とろみ調整食品（とろみ剤）は，口中で広がる食べ物にまとまりをつけ，飲み込みやすくする食品である．食べ物や飲み物に本品を混ぜるだけで簡単にとろみがつけられ，飲み込みやすくむせを防ぐことができる．

食事の幅が広がり，栄養バランスもよくなる．食物の種類によってとろみ調整食品の種類や濃度など適したものを選ぶ（**表 6-10**）．

表 6-7　ゲル化剤の種類と特徴

項目	ゼラチン	ペクチン	寒天	カラギーナン
原料	牛骨，牛皮，豚皮	柑橘類果皮，りんご	紅藻類，てんぐさ，おごのり	紅藻類，つのまた，すぎのり
ゼリーの状態	軟らかい 弾力性がある 変形性が高い	やや軟らかい やや弾力性がある	かたい 弾力がない 砕けやすい	やや軟らかい やや弾力性がある
ゲル溶解温度	25～30℃ （濃度による）	50～100℃ （濃度による）	85℃以上	35～75℃位

商品名	おもな原材料	飲物 100 g 当たり添加量	特徴
ゼラチン A-U	ゼラチン	1.5～2.5 g	冷蔵庫で 25～40 分で固まる．加温した状態で長時間保存すると，粘度やゼリー強度が低下する．
ゼラチンタイプ：コラーゲンを含む物質から抽出する動物性のたんぱく質である．透明度が高い．			
介護食用ウルトラ寒天（粉）	寒天（即効性寒天），粉あめ	0.8～1.0 g	添加後 35℃以下で固まりかける．常温で固まるが，冷蔵庫では 2 時間で硬さが安定する
寒天タイプ：寒天由来のため食物繊維を摂取できる			
エースアガー A-G	カラギーナン，ローカストビーンガム，リン酸カリウム，ブドウ糖	目安量 2.5～3.0 %	湯温 80℃，10 分で溶解する
カラギーナン：ゼラチンと寒天の長所をあわせもつ			

表 6-8　かゆでとろみをつける料理例

かぼちゃがゆ	
例 1	例 2
全がゆ……100 g かぼちゃ……50 g じゃがいも……30 g たまねぎ……30 g にんじん……10 g コンソメ……4 g 牛　乳……20 g 水……100 mL	全がゆ……100 g 鶏ささ身……20 g たまねぎ……20 g かぼちゃ……30 g 水……100 mL

あくの強いもの，においの強いものは避ける

表 6-9　マッシュポテトに混ぜる料理例

ポテトグラタン
じゃがいも……80 g （マッシュ） 牛　乳……40 g マヨネーズ……8 g バター……4 g 塩……少々

・じゃがいものかわりにかぼちゃ，さといもでもよい
・ひき肉，魚ほぐしを加える場合は卵黄を混ぜて食べやすくする

■　嚥下機能低下時の献立

嚥下障害者の各段階別に適した食材および調理例（聖隷三方原病院）を**表 6-11** に示した．また，嚥下機能低下・咀嚼機能低下時の例を**表 6-12** に示した．

とろみのついた食べ物をとるときの注意

・とろみのついた食べ物を摂取する場合は，口腔内に付着しやすいので清拭が大切である．カビの発生の原因になる．

ゼラチンの特性

・凝集性があり食塊形成がしやすい．粘弾性があり変形しやすい．粘膜に付着しにくい．体温で溶ける．水分量が多い．

表 6-10　とろみ調整食品

特　徴

① とろみ調整食品の原材料は，大別すると増粘多糖類（繊維）とでんぷん加工品である．
② 温度に関係なく，混ぜるだけでとろみをつけることができる．
③ 溶けやすく，少量で増粘効果が発揮でき，食品の風味を損なわない．
④ 酸・アルカリに安定である．

使用方法

① 攪拌しながら少量ずつ加える（一度に加えると，ダマができる）．
② とろみがついた状態であとから加えるとダマになりやすい．
③ 調整食品を加えて時間が経過するとやや硬くなるので注意する．
④ きざみ食（一口サイズ）の場合
　・直接きざみ食に加えるとダマになりやすい．
　・好みのとろみを別につくり，このなかにきざみ食を適量加えて混ぜる．
⑤ ミキサー食の場合
　・調理済み食品に薄味のスープを加えてミキサーにかけ，調整食品を入れさらに攪拌する．
⑥ 液状食品の場合
　・調整食品を少量ずつ加えながらよく攪拌する．

学会分類 2021（とろみ）に基づく商品種類別の使用目安量
（水 100 mL あたり）

商品名 ＼ 使用目安量(g)	薄いとろみ	中間のとろみ	濃いとろみ
トロミスマイル	0.6 ～ 1.2	1.2 ～ 2.0	2.0 ～ 3.1
トロミパワースマイル	0.5 ～ 1.0	1.0 ～ 1.6	1.6 ～ 2.4
トロミクリア	0.5 ～ 1.1	1.1 ～ 2.0	2.0 ～ 2.9
トロミアップパーフェクト	0.5 ～ 1.0	1.0 ～ 1.7	1.7 ～ 2.4
つるりんこ Quickly	0.8 ～ 1.6	1.6 ～ 2.6	2.6 ～ 3.3
トロミアップエース	0.5 ～ 1.1	1.1 ～ 2.0	2.0 ～ 3.2
ソフティア S	0.7 ～ 1.4	1.4 ～ 2.3	2.3 ～ 3.2
明治かんたんトロメイク	0.7 ～ 1.5	1.5 ～ 2.4	2.4 ～ 3.5
新スルーキング i	0.6 ～ 1.3	1.3 ～ 2.2	2.2 ～ 3.4
ネオハイトロミール R&E	0.6 ～ 1.4	1.4 ～ 2.2	2.2 ～ 3.2
ネオハイトロミールⅢ	0.4 ～ 0.8	0.8 ～ 1.4	1.4 ～ 2.1
トロメリン V	0.6 ～ 0.9	0.9 ～ 1.4	1.4 ～ 1.9

（ヘルシーネットワーク社 HP より）

コラム

とろみの目安

とろみの強さ	✚✣✣✣	✚✚✣✣	✚✚✚✣	✚✚✚✚
かたさの目安 (N/m^2)	～200	200～400	400～700	700～
とろみのイメージ	フレンチドレッシング状	とんかつソース状	ケチャップ状	マヨネーズ状
イメージ図	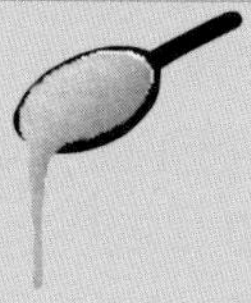	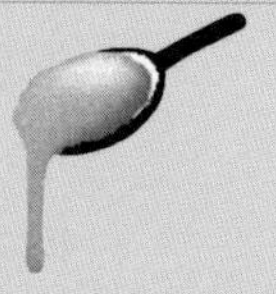	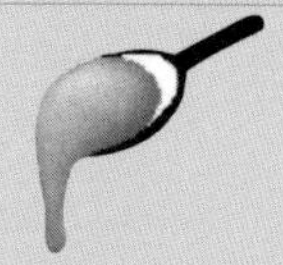	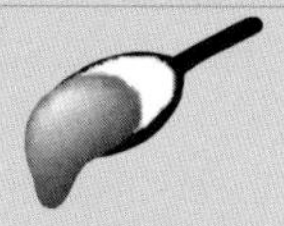
使用料の目安	←→ 1g	←→ 2g		←→ 3g

とろみ状態についてメーカー間の表示を統一し，各メーカーの商品パッケージに表示するようになった
（日本介護食品協議会．とろみ調整食品の「とろみの目安」の設定あたって，2008 年 10 月より運用）

表6-11　嚥下調整食の各段階別食材および調理例

食品構成	開始食（L 0） （ゼラチン）	嚥下Ⅰ（L 1） （ゼラチン）	嚥下Ⅱ（L 2） （ゼラチン）	嚥下Ⅲ（L 3） （ピューレ食）	移行食（L 4）
主食		重湯ゼリー （たいみそつき）	重湯ゼリー （たいみそつき） パンプリン	重湯 パンがゆ 全がゆ くず湯 そうめん寄せ	パン 全がゆ そうめん うどん そば
肉類			豚肉のテリーヌ	豚肉のテリーヌ レバーペースト	豚肉のテリーヌ レバーみそ煮 ハンバーグ
魚介類		ねぎとろ （ねぎなし）	ねぎとろ （ねぎなし） さけゼリー寄せ 白身魚ゼリー寄せ えびムース いわしムース	ねぎとろ （ねぎなし） さけペースト 白身魚ペースト えびムース いわしムース	まぐろさし身 煮魚 蒸し魚あんかけ えびムース いわしつみれ
卵類		全卵蒸し	全卵蒸し かき玉スープゼリー 温泉卵	全卵蒸し かき玉スープ 温泉卵 スクランブルエッグ オムレツ ポーチドエッグ	卵どうふ かき玉スープ 温泉卵 スクランブルエッグ オムレツ ポーチドエッグ 半熟卵
豆類		絹ごしどうふ とうふスープ	絹ごしどうふ とうふスープゼリー	絹ごしどうふ 水ようかん	とうふ ひきわりなっとう 厚揚げ煮 きざみがんも煮
いも・野菜類		にんじんジュース ゼリー	にんじんジュース ゼリー ほうれん草ゼリー かぼちゃゼリー かぼちゃプリン ポテトゼリー	にんじんとライスの ピューレ ほうれん草ピューレ かぼちゃピューレ ポテトピューレ トマトピューレ 麸の煮つけ とろろ汁	煮浸し かぼちゃ煮つけ ポテト煮つけ だいこんの煮物 トマトサラダ はくさいおかか煮 とうがん煮つけ
果物類	グレープゼリー オレンジゼリー ピーチゼリー	グレープゼリー オレンジゼリー ピーチゼリー	グレープゼリー オレンジゼリー ピーチゼリー	ピーチコンポート リンゴコンポート バナナ	ピーチコンポート リンゴコンポート バナナ キウイフルーツ いちご みかん缶
乳製品		プリン （ソフトエット）	プリン ヨーグルト ムース （ペクシー）	プリン ヨーグルト ムース （ペクシー）	プリン ヨーグルト ムース （ペクシー） 牛乳 乳酸飲料
適宜	アイスクリーム・シャーベット ・アイソトニックゼリー（水分補給ゼリー）				
その他（水分・食物繊維・補助栄養）		お茶ゼリー ブイ・クレスゼリー	お茶ゼリー ブイ・クレスゼリー 昆布どうふ	とろみ茶 ブイ・クレスゼリー 昆布どうふ	とろみ茶

（聖隷三方原病院・コア栄養管理チーム．SEIREI栄養ケア・マネジメントポケットマニュアル：医歯薬出版；2006．p48-9を参考に作成）

凍結含浸法による形状保持型嚥下調整食

　凍結含浸法とは，食材内部に酵素などを急速かつ均等に導入する技術である．はじめに食材をゆで，緩慢冷凍させて食材内部で氷結晶を肥大化させる．解凍後，酵素液に浸漬して真空処理を行うと，解凍時にできた食材内部の空間に酵素液が浸透する．このとき，酵素は食材中心部まで含浸している．酵素として，ペクチナーゼやプロテアーゼなど適宜食品成分を分解する酵素を用いると，その後の冷蔵中に酵素反応が進行し，食材の内部

表 6-12　嚥下機能低下・咀嚼機能低下時の食事（例）—嚥下ピラミッドの分類による

レベル 0（L 0）	レベル 1（L 1）	レベル 2（L 2）	レベル 3（L 3）	レベル 4（L 4）	レベル 5（L 5）

強←嚥下機能低下→弱

・過度な水分を含み，つるんとしていること
・油脂やつなぎでまとめる
・ばらばらにならないようとろみをつける

常食

強←咀嚼機能低下→弱

・しっかりとした形がありながらも，取り込みやすく，咀嚼しやすいもの
・まとまりやすく，飲み込みやすいもの

レベル別料理例

レベル 0	・オレンジゼリー ・お茶ゼリー ・みそ汁ゼリーなど	ゼラチン　2～2.5 g （ゼラチンの代わりにとろみ剤を使用する場合もある）	ポイント 栄養量の不足は栄養療法で補う	
レベル 1	・レベル 0 を併用 ・重湯 ・高栄養補助食品のゼリー	（状況に応じ，重湯の代わりにとろみ剤を使用する場合もある） MA-8 プラス，エンシュア・リキッドなど 100 mL に対し，ゼラチン 2.4 g 使用する	MA-8 プラス （200 mL パック中）	エンシュア・リキッド （250 mL 缶中）
			200 kcal	250 kcal
			たんぱく質 8 g	たんぱく質 8.8 g

レベル 2 の献立例

つぶしがゆ	ねぎとろ	ほうれん草のゼリー寄せ	具なし茶碗蒸し
・五分がゆ ①米の浸水時間を長くし，2 時間以上炊く ②泡立て器で，米粒がなくなるまで粘らないように混ぜる ポイント ＊ミキサーにかけると粘りが出て，食べにくいので，泡立て器を使用する	・まぐろ　60 g ・だし汁　10 mL ・卵黄　4 g ・しょうゆ　少々 ①まぐろは細かくたたく ②だし汁，卵黄，しょうゆを加えてよく混ぜる ポイント ＊ねぎは入れない ＊フードカッターを使うと粘りが出る ＊卵黄を加えると喉ごしがよい	・ほうれん草　60 g ・しょうゆ　3 g ・だし汁　25 mL ・アガー　1 g ①1 cm ぐらいに切ったほうれん草をゆで，しょうゆで和える ②だし汁でアガーを溶かし，①を加えて混ぜ，型に入れて固める ポイント ＊凝固剤としてアガーを用いる アガー（商品名）：カラギーナン	卵液 ・卵　30 g ・だし汁　100 mL ・しょうゆ　少々 ・酒，みりん　少々 ポイント ＊具は入れない ＊卵液は卵 1 に対し，だし汁 3～4

レベル 3 の献立例（主食：五分がゆ）

たいのかぶら蒸し	茶碗蒸し	焼きなす
・たい切り身　50 g ・かぶら（皮むき）100 g ・卵黄　5 g ・サラダ油　1 g ・塩，酒　少々 銀あん A｛だし汁　50 mL／塩　0.2 g／しょうゆ，みりん各 1 g／くず粉　少々｝ ①たいはフードカッターにかけ，軽く塩をしておく ②バットに昆布をしき①をのせ，酒をふって蒸す ③かぶらをおろし，軽く塩をして水気をきる ④卵黄とサラダ油を泡立て器で混ぜ，③を加える ⑤蒸し碗に②を入れ，④を上にのせ，強火で 8 分蒸す ⑥ A の調味料をよく混ぜて火にかけ，ダマにならないように銀あんをつくり，⑤にかける ポイント ＊脂質の多い魚のほうが食べやすい ＊卵黄とサラダ油を加えると，なめらかで色よく仕上がる	卵液 ・卵　30 g ・だし汁　100 mL ・しょうゆ　少々 ・酒，みりん　少々 具 ・うなぎ（かば焼き）15 g ・干ししいたけ　0.1 g ・にんじん　8 g ①うなぎは皮と細骨をとる ②戻したしいたけとにんじんは軟らかく煮る ③①と②をフードカッターにかける ④卵液に，③を混ぜて蒸す	・なす　適宜 ①なすは軟らかめに焼いて皮をむく ②①を縦横に細かくきざむ

組織が分解されて軟化する．最終段階で加熱することによって酵素を失活させる．このように，凍結含浸法を使えば，従来不可能だった“食品素材の見た目や風味を保ったまま軟らかくする”ことが可能となる．どの食材もスプーンで簡単につぶれるくらい軟らかくできる．また，凍結含浸法では，酵素とともに調味料も食材に浸み込ませることができるため，調味も同時に行える．そのため煮物などの加熱調理に比べて加熱時間が短く，食材本来の栄養素や色，風味も損なわれにくい．

レベル 4 の献立例（主食：全がゆ）

さけの照り焼き風

・さけ	50 g
・しょうゆ	5 g
・みりん	2 g
・だし汁	30 mL
・卵白（メレンゲ）	4 g

①さけは骨と皮を取り除く
②卵白は泡立ててメレンゲにする
③①に②と調味料，だし汁を加えて混ぜ合わせ，20 分くらい蒸す

ポイント
＊だし汁，メレンゲを加えて蒸すと軟らかく仕上がる

山かけどうふ

・絹ごしどうふ	50 g
・ながいも	20 g
・だいこん	5 g
・卵黄	3 g
だし割りしょうゆ	
・しょうゆ	4 g
・だし汁	20 mL

①ながいもとだいこんはすりおろして卵黄を混ぜ合わせる
②とうふを器に盛り，①をかける
③だし割りしょうゆをつくり，②の上にかける

ポイント
＊ながいもにおろしだいこんと卵黄を少し混ぜると食べやすくなる

野菜の軟らか煮

・かぼちゃ，とうがん，なす，だいこんなど

①繊維の少ない野菜を弱火で時間をかけて煮る
②硬い皮やすじの部分は取り除き，2～3 品を盛りあわせる

一品料理例：レベル 3

クリームコロッケ

・鶏肉	20 g
・たまねぎ	30 g
・小麦粉	12 g
・バター	10 g
・牛乳	100 g
・塩	0.8 g
・小麦粉	5 g
・卵	3 g

①鶏肉，たまねぎを炒め，塩，こしょうで味付けする
②バターを溶かし，小麦粉を炒め，温めた牛乳でのばしてホワイトルウを作る
③②に①を加えてよく混ぜ合わせ，塩とこしょうで味をととのえ，冷蔵庫で冷やす
④冷めたら俵型に成形し，小麦粉をまぶし，溶き卵をくぐらせて焼く

ポイント
＊パン粉は固くなるのでつけない

一品料理例：レベル 3・4

鶏肉のみそかけ

・鶏肉（ささ身）	50 g
・だし汁	30 mL
・卵白（メレンゲ）	4 g
みそだれ	
・白みそ	5 g
・酒	1 g
・みりん	1 g
・だし汁	2 mL

①ささ身はすじを取り除き，ミキサーにかける
②卵白は泡立てて，メレンゲにする
③①に②とだし汁を加えてよく混ぜ合わせ，20 分くらい蒸す
④白みそを調味料とだし汁でのばして，みそだれをつくり，③にかける

ポイント
＊ミキサーはかけすぎないこと

（社会福祉法人晴和園 特別養護老人ホーム 城南ホームより）

嚥下調整食の調理の工夫 まとめ

- 適した食形態（咀嚼，嚥下などの障害に合わせる）にする．
- 飲み込みやすい食物を選ぶ．

摂食嚥下困難者用に市販されている加工食品の例
・摂食嚥下困難者用食品は，障害の程度により調理形態の異なる各種加工食品が市販されている．
（例）煮魚のムース，とうふのムース，肉じゃがレトルト食品，煮魚のにこごり，ほうれん草のムース，かぼちゃ煮つけゼリー，ヨーグルトタイプなど．

7 その他の栄養素と調理

カルシウム

カルシウムの働き

カルシウムは体内にもっとも多く含まれるミネラルであり，成人体重の１～２％（約1 kg）を占め，その99％が骨や歯に存在している．残り１％は血液など細胞外液や細胞内に含まれる．

骨は身体構造の維持や運動機能に重要であり，カルシウムやリンの貯蔵庫としても機能する．骨は無機質50％，有機質35％，水15％でできている．無機質はカルシウムとリンが大半を占め，ヒドロキシアパタイトというリン酸カルシウム塩の結晶として存在する．有機質はⅠ型コラーゲンが大部分を占める．骨ではコラーゲン繊維の間に無機塩が沈着して形成されるため，鉄筋コンクリートに例えるとコンクリートがカルシウムで，鉄筋がコラーゲンに相当する．

骨は，破骨細胞による骨吸収（骨の破壊）と骨芽細胞による骨形成を絶えず繰り返し，バランスを保っている．このバランスが崩れ骨吸収が骨形成を上回ると，骨粗鬆症を発症する．成長期には骨形成が骨吸収を上回り，骨量が増加する．

カルシウムは，神経伝達物質の放出や筋収縮機構における細胞内シグナルなど幅広い生理反応にも関わる．生体がこれらの生理反応を正常に行えるよう，血清カルシウム濃度は一定に維持されている．血清カルシウム濃度は，骨吸収による血中への動員，食事からの吸収，腎臓での排泄のバランスによって決まり，これらの調節にはホルモンが関わっている（**図 7-1**）．

●副甲状腺ホルモン（PTH）

血清カルシウム濃度が低下すると分泌される．破骨細胞を活性化して骨吸収を促進し，腎臓においてカルシウム再吸収を促進して血清カルシウム濃度を上昇させる．

●活性型ビタミン D_3

小腸におけるカルシウムの吸収を促進する．

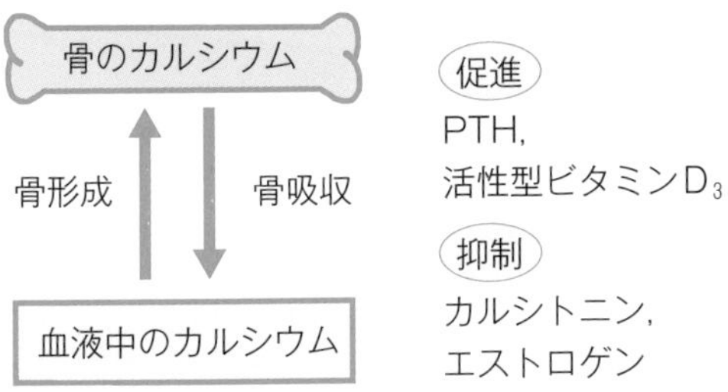

図 7-1　カルシウムの骨形成と骨吸収

血液中のカルシウム濃度が一定に保たれている場合は骨の健康が保たれる（骨形成）．血液中のカルシウム濃度が低くなった場合は骨からカルシウムが溶け出す（骨吸収）が，PTH と活性型ビタミン D_3 は骨吸収を促進し，カルシトニンとエストロゲンは骨吸収を抑制する．

また，PTH による作用を増強する働きがあり，血清カルシウム濃度を上昇させる．

●カルシトニン

血清カルシウム濃度が上昇すると分泌される．破骨細胞に直接作用して骨吸収を抑制し，血清カルシウム濃度を低下させる．

食事から摂取したカルシウムはおもに小腸上部で能動輸送により吸収されるが，吸収率は成人で 20 ～ 30 %程度である．カルシウムの吸収率は，体内のカルシウム栄養状態と加齢やライフステージといった生理的状態のほか，食品中のカルシウム量やビタミン D など共存する食品成分にも影響を受ける．吸収されたカルシウムが骨に沈着するかどうかは骨形成の状態によって決まるため，カルシウムの栄養状態を考える場合には，摂取量，腸管からの吸収率，骨吸収と骨形成のバランス，尿中排泄などを考慮する必要がある．

●エストロゲン

エストロゲンにはカルシウムの骨吸収を抑制するはたらきがあるため，閉経後卵胞ホルモンの分泌が減少するとエストロゲンのはたらきが弱まり，骨吸収が亢進し骨強度が低下，骨粗鬆症にいたりやすくなる．

カルシウムと疾患の関わり

カルシウムの欠乏によって，骨粗鬆症，高血圧，動脈硬化などを生じる．一方，カルシウム摂取過剰では，高カルシウム血症，高カルシウム尿症，軟組織の石灰化，泌尿器系結石，前立腺がん，鉄や亜鉛の吸収障害，便秘などを招く可能性がある．

骨粗鬆症

骨粗鬆症は，骨密度の低下と骨質の劣化により骨強度（骨の強さ）が低下する疾患である．骨密度と骨質のどちらかが低下しても骨強度は低下し，骨折リスクが高まる．骨密度は成長期に増加して 20 歳ごろピークに達し，その後加齢にともない骨吸収が骨形成を上回ることで低下する．とくに女性は閉経にともなうエストロゲンの低下による骨吸収亢進によって骨密度が低下しやすい（**図 7-2**）．

骨質は骨の材質と構造により決まる．骨質の良し悪しは骨の新陳代謝機構や細胞の機能，酸化ストレス，ビタミン D やビタミン K の充足状況など多様な影響を受ける（**図 7-3**）．

骨粗鬆症の予防には，若年期に可能なかぎり高い最大骨量を獲得すること，加齢にともなう骨密度低下を可能なかぎり抑制することが重要である．骨の健康のためにカルシウムの摂取は重要だが，カルシウムの吸収や骨形成に直接関わるビタミン D と骨基質タンパク質の産生に関わるビタミン K の過不足な

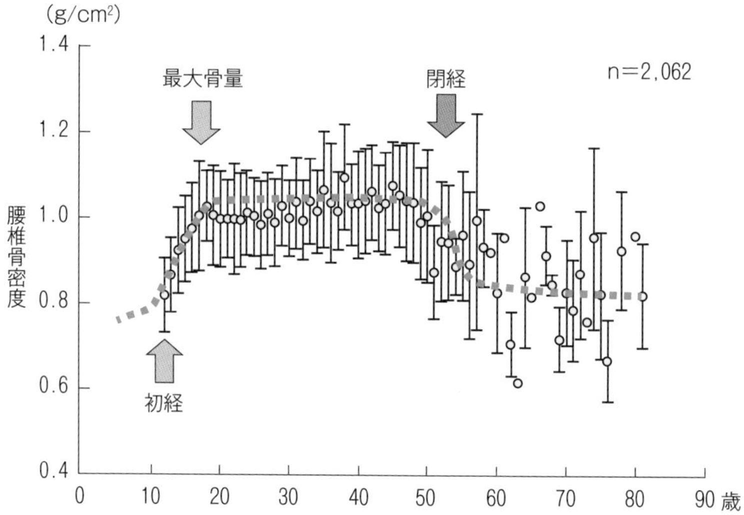

図 7-2　女性における骨密度と年齢分布

（骨粗鬆症の予防と治療ガイドライン作成委員会，編．骨粗鬆症の予防と治療ガイドライン 2015 年版：ライフサイエンス出版；2015．p 45 より）

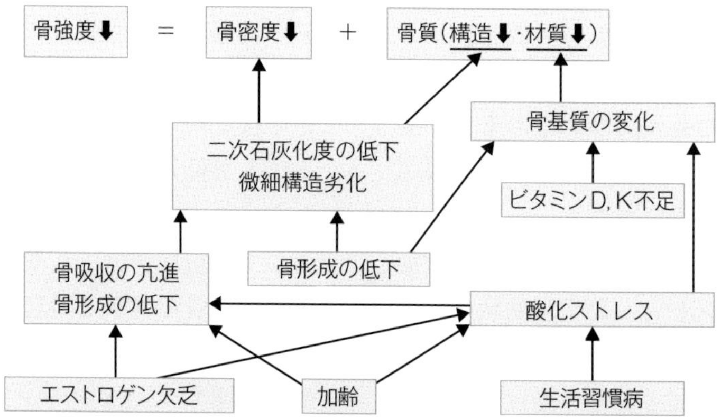

図 7-3　骨強度低下の要因

（骨粗鬆症の予防と治療ガイドライン作成委員会，編．骨粗鬆症の予防と治療ガイドライン 2015 年版：ライフサイエンス出版；2015．p 9 より）

い摂取も不可欠である（**表 7-1**）．

その他マグネシウム，ビタミンB群やたんぱく質なども骨の正常な代謝維持に関わるため，欠食なく偏りなく食事を摂取することが基本である．

カルシウム（成人）

・推定平均必要量（mg/日）＝体内蓄積量＋尿中排泄量＋経皮的損失量÷見かけの吸収率（見かけの吸収率％　男性 18～49 歳：30，50～69 歳：27，70 歳以上：25，女性 18～29 歳：30，30 歳以上：25）

・推奨量（mg/日）＝推定平均必要量×推奨量算定係数（1.2）

・推定平均必要量（mg/日）

男性 18～29 歳：650，30 歳以上：600

女性 18～74 歳：550，75 歳以上：500

カルシウムの望ましい摂取量

日本人の食事摂取基準に準じる（脚注および p.148，付表 5 参照）.

食品の選び方

1　カルシウムの多い食品を選ぶ

牛乳・乳製品，骨ごと食べられる魚，豆腐などの大豆製品，ひじきなどの海藻類，小松菜などの緑黄色野菜などがあげられる．

2　カルシウムの吸収に影響する因子

カルシウムの摂取を増やす工夫として，吸収を促進または阻害する因子を考慮する（**表 7-2**）.

調理上の注意と工夫

いろいろな食品からカルシウムをバランスよくとる．カルシウムを多く含む食品には同時にたんぱく質，ミネラル，ビタミンが多く含まれていて，全体的に栄養のバランスも同時に保たれる．

主菜，副菜，汁物，デザートなどに，バラン

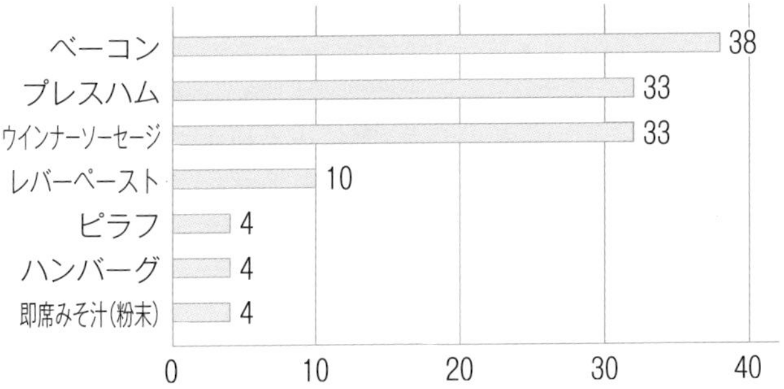

図 7-4　加工食品に含まれるカルシウム 1 に対するリンの割合

（日本食品標準成分表 2020〈八訂〉より）

表 7-1　ビタミン D，K を多く含む食品　（100 g 中）

ビタミン D	μg
しらす干し（半乾）	61
なまり節	21
さけ（しろざけ・生）	32
かわはぎ	43
きくらげ（乾）	85
ビタミン K	**μg**
ほうれん草	270
糸引きなっとう	600
ブロッコリー	210
ほしひじき（乾）	580
乾燥わかめ（素干し）	660

（日本食品標準成分表 2020〈八訂〉より）

表 7-2　カルシウムの吸収に影響する因子

吸収を促進する因子		吸収を阻害する因子	
代謝活性時	成長，妊娠，授乳，運動など	シュウ酸	結合して吸収を抑制．葉菜類に多い
ビタミン D	小腸での吸収を促進	食物繊維	結合して排泄
胃腸内の酸性基質	胃酸による可溶化	食事中の過剰なリン	カルシウムと結合して吸収を阻害．加工食品に多い（**図 7-4** 参照）Ca：P=1：1〜2：1 が望ましい
乳糖	乳糖分解酵素が正常時に小腸粘膜の透過性を促進		

・推奨量（mg/日）
　男性 18〜29 歳：800，30〜74 歳：750，75 歳以上：700
　女性 18〜74 歳：650，75 歳以上：600
妊婦と授乳婦の付加量は非設定
（食事摂取基準 2020 年版より）

スよく配分するように食事計画を立てる.

料理例

料理例を**表 7-3 ～ 7-7** に示す.

表 7-3　乳製品を用いた料理例

鶏肉のチーズ巻き焼き	ちんげん菜と鮭のミルク煮	ヨーグルト入りビーフカレー
鶏手羽肉……60 g プロセスチーズ……20 g バター……3 g	ちんげん菜……70 g 生さけ……50 g 小麦粉……3 g 生しいたけ……10 g 牛　乳……100 g 揚げ油……5 g	牛　肉……60 g 塩，こしょう たまねぎ……40 g トマト……30 g にんじん……10 g しょうが……2 g カレールウ……20 g プレーンヨーグルト……50 g
Ca 136 mg	Ca 186 mg	Ca 92 mg
①　鶏肉を薄く切り，のばす. ②　プロセスチーズは 1.5 cm 角，長さ 5 cm に切る. ③　②を①で巻き，フライパンで焼く.	①　生さけは小麦粉をまぶして，から揚げにする. ②　ちんげん菜を炒め，①と生しいたけを牛乳で煮る.	①　牛肉（一口大）を炒める. ②　たまねぎ，にんじん，トマト，しょうがを炒める. ③　スープにカレールウを加え，①と②を入れて煮る. ④　できあがりにヨーグルトを加える.

表 7-4　小魚を用いた料理例

わかさぎの南蛮漬け	いわしの梅干し煮	桜えびのかき揚げ
わかさぎ……60 g 塩……0.5 g 小麦粉……5 g 揚げ油……6 g 漬け汁（酢，砂糖，しょうゆ，とうがらし，レモン） 酢：砂糖：しょうゆ ＝10：3：5	いわし……80 g 梅干し……7 g しょうゆ……10 g 酒……10 g 砂　糖……7 g	干し桜えび……5 g 干ししいたけ……1 g みつば……2 g 小麦粉……5 g 卵……3 g 揚げ油……5 g
Ca 271 mg	Ca 64 mg	Ca 103 mg
①　わかさぎに塩をふり，小麦粉をまぶして油で揚げる. ②　漬け汁に漬ける.	・頭と内臓を取り，梅干し入り調味液で煮汁がなくなるまで煮しめる.	・もどししいたけのせん切りとみつばと桜えびでかき揚げにする.

表 7-5 大豆・大豆製品を用いた料理例

空也蒸し

もめんどうふ……………50 g
卵………………………………30 g
だし汁……………………60 m
あん ┌だし汁　　20 mL
　　 │塩，しょうゆ 1％食塩
　　 │片栗粉，砂糖　各 1 g
　　 └すりごま　　3 g
おろししょうが…………2 g

Ca 98 mg Fe 1.5 mg	①　茶碗蒸しにとうふを入れてつくる． ②　あんをつくり，蒸しあがった①の上からかけ，おろししょうがをのせる．

大豆とベーコンのトマト煮

大豆（ゆで）…………………80 g
ベーコン……………………3 g
にんじん……………………20 g
きぬさや……………………3 g
トマトケチャップ………15 g
スープストック………100 mL

Ca 77 mg Fe 2.0 mg	①　大豆（ゆで）とベーコン，にんじんのさいの目切りをスープストックで煮る． ②　①が軟らかくなったらトマトケチャップで味を調え，きぬさやを加える．

なっとうのかき揚げ

なっとう……………………40 g
ね　ぎ………………………10 g
小麦粉………………………10 g
卵……………………………3 g
揚げ油………………………7 g

Ca 48 mg Fe 1.5 mg	・なっとうと小口切りのねぎを衣に混ぜ，かき揚げにする． ・一口サイズに小さく揚げると食べやすい．

表 7-6 緑黄色野菜を用いた料理例

葉とうがらしの炒め煮

葉とうがらし……………60 g
油……………………………2 g
花かつお……………………1 g
しょうゆ……………………5 g
砂　糖………………………2 g

Ca 296 mg Fe 1.4 mg	①　葉とうがらしを油炒めして，花かつお，しょうゆを加えて炒めあげる．

みず菜としらす干しのわさび和え

みず菜………………………70 g
しらす干し（半乾燥品）…5 g
しょうゆ……………………5 g
わさび

Ca 174 mg Fe 1.6 mg	①　みず菜をゆでて絞る． ②　①としらす干しをしょうゆとわさびで和える．

だいこん葉とちりめんじゃこの炒り煮

だいこん葉…………………60 g
ちりめんじゃこ……………5 g
白ごま………………………2 g
油……………………………5 g
しょうゆ……………………4 g
砂　糖………………………2 g

Ca 237 mg Fe 2.0 mg	①　だいこん葉をきざみ，油炒めする． ②　ちりめんじゃこと白ごまを加えて味をつける．

大豆イソフラボンと骨密度

・ヒトにおける大豆イソフラボンの有効性と安全性についての議論は確立しておらず，過剰摂取による健康被害も懸念されるため，食品安全委員会は，毎日欠かさず長期間摂取する場合，大豆イソフラボンアグリコンの 1 日摂取目安量の上限値を 70～75 mg/日とする考え方を示した．なお，大豆・大豆食品からの摂取量がこの上限値を超えることにより，ただちに，健康被害に結びつくものではない．

表 7-7　海藻を用いた料理例

ひじきの炒り煮		わかめの酢の物		ふりかけ（100 g 分）	
ほしひじき……7 g 油揚げ……10 g にんじん……5 g 油……5 g 砂糖，しょうゆ……適量		乾燥わかめ……3 g しめじ……30 g しらす干し(半乾燥品)…5 g 針しょうが……2 g 酢，砂糖，しょうゆ…適量		ちりめんじゃこ……50 g 乾燥わかめ……20 g ご　ま……20 g けしの実……5 g 青のり……5 g	
Ca 102 mg Fe 0.8 mg	①　ひじきを水でもどし軽く絞り油で炒める． ②　油揚げ，にんじん，調味料を入れ煮て込む．	Ca 38 mg Fe 0.3 mg	①　乾燥わかめは水でもどし，しめじは下味をつけ軽く絞る． ②　材料を調味液で和える．	Ca 659 mg Fe 7.7 mg	・ちりめんじゃこ，わかめは電子レンジで乾燥させ細かくつぶし，他の材料と混合する．（1 回分 5 g 程度）

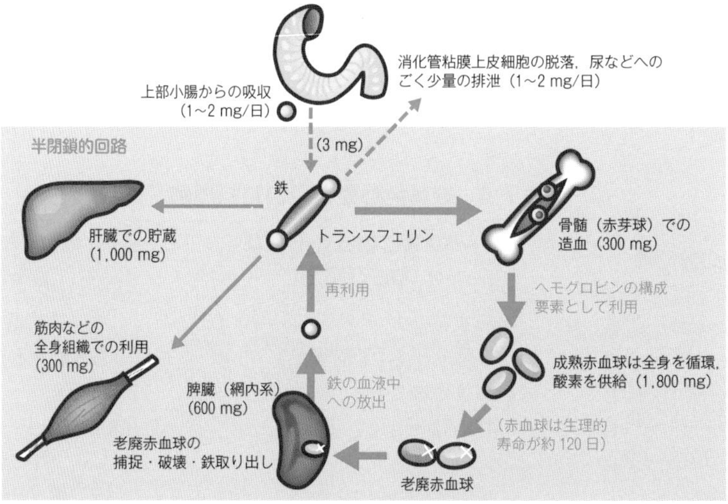

図 7-5　生体内での鉄の働き

鉄

鉄の働き

鉄は，生命を維持するうえで必要不可欠な金属元素であり，ヘモグロビンの構成要素や DNA の合成・修復，各種酵素の材料などとして重要な役割を担う．生体内での鉄の働きを**図 7-5** に示す．

生体への鉄の唯一の供給源は食事鉄であり，おもに小腸上部で吸収される．血中に移行するときにトランスフェリンと結合し全身をめぐる．その多くは骨髄での造血に使われ，ヘモグロビンの構成要素として利用される．赤血球は全身に酸素を運搬する．120 日ほどで寿命を迎え，脾臓や肝臓で捕らえられて壊される．その過程で取り出された鉄は，再度トランスフェリンと結合して全身をめぐる．一部の鉄は肝臓に運ばれて貯蔵され，また筋肉など全身の組織でも幅広く利用される．

表7-8　鉄が不足する要因

摂取供給不足	**摂取不足** 偏食や食事制限で摂取量が低下 **吸収障害** 胃切除や胃腸障害等で胃酸が不足し鉄が可溶化せずに吸収が低下
必要量増加	**妊娠・授乳** 胎児や乳児への供給のため需要増 **小児・思春期** 成長による需要増
喪失量増加	**出血** 月経，慢性消化管出血（消化管潰瘍，消化管癌，痔核など），血尿，婦人科系疾患による性器出血など **医療行為にともなう出血** 透析，採血，瀉血，献血など **血管内溶血** スポーツ貧血など

このように，鉄は体内で何度もリサイクルされるため，積極的に生体から排出するシステムが備えられていない．

鉄は，日々剥がれ落ちる小腸粘膜上皮細胞や尿，汗，皮膚などに含まれるごくわずかな量（1日に1～2 mg）しか排泄されず，その量だけが食事鉄から体内へ取り込まれるしくみとなっている．しかし，食事鉄が習慣的・継続的に必要量に見合っていない場合には，身体は腸管からの食事鉄の吸収率を上昇させて対応する．それでも間に合わない場合は肝臓に貯蔵した鉄を切り崩して対応するが，貯蔵鉄を使い果すと最終的には赤血球の産生と成熟の障害が起きて鉄欠乏性貧血を引き起こす．

鉄と疾患との関わり

生体内で鉄が不足する要因は，摂取供給不足，必要量の増加，喪失量の増加の3つに分けられる（**表7-8**）．鉄欠乏性貧血は全身への酸素運搬能が低下することから，骨格筋の酸化的エネルギー産生能力が低下するため，疲労感やめまいが生じる．そのほか，酸素不足を解消するため呼吸が激しくなり動悸や息切れ，さらに肺や心臓に大きな負担がかかって心肥大につながることもある．鉄欠乏がさらに進行すると組織の萎縮が生じ，舌炎，口角炎，嚥下障害や萎縮性胃炎，異食症，スプーン状爪などが出現する．

鉄の望ましい摂取量

日本人の食事摂取基準に準じる（脚注および p.148，付表5参照）．

鉄
・推定平均必要量（mg/日）：要因加算法を用いて設定
男性・月経のない女性：基本的鉄損失量÷吸収率（0.15），月経のある女性：〔基本的鉄損失量＋月経血による鉄損失（0.55 mg/日）〕÷吸収率（0.15）
・推奨量（mg/日）：推定平均必要量×推奨量算定係数（1.2）
（食事摂取基準2020年版より）

食品の選び方

1　鉄の多い食品を選ぶ

獣鳥肉の赤身肉や肝臓，魚類の赤身，貝類，小魚，大豆，青菜，ひじきなどに多く含まれている．

2　鉄の吸収に影響する因子

食事鉄はヘモグロビンやミオグロビンなど筋肉や血液の材料の赤い色素部分であるヘム鉄と，それ以外の非ヘム鉄に分けられ，吸収機構が異なる．ヘム鉄は肉類や魚類の赤身に多く，小腸粘膜上皮細胞で受容体を介してそのまま取り込まれる．非ヘム鉄は野菜，海藻，豆，乳製品，卵などに含まれ，胃酸によって可溶化されのち，最終的に Fe^{2+} に還元されて小腸粘膜に取り込まれる．そのため，食事にビタミンCなどの還元剤が共存すると吸収が促進される．吸収に影響を与える因子について**表7-9**に示す．

食事鉄の吸収率は，ヘム鉄のほうが非ヘム鉄よりも高い傾向にあるが，生体内の鉄貯蔵量や食事中に共存するさまざまな因子に影響を受ける．**表7-10**に示すように，ヘム鉄，

表7-9　鉄の吸収に影響する因子

吸収を促進する因子		吸収を阻害する因子	
ビタミンC	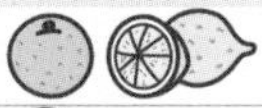	フィチン酸	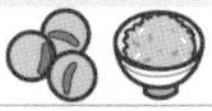
食肉因子（ペプチド）	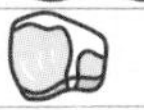	ポリフェノール（含タンニン）	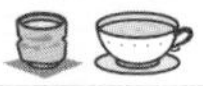
難消化性糖 （フラクトオリゴ糖） など		カルシウム	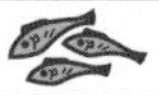
		卵黄たんぱく など	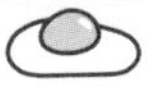

表7-10　貯蔵鉄量に対する食事鉄の吸収率

	貯蔵鉄量（mg）	0	250	500	1,000
	ヘム鉄（%）	35	28	23	15
非ヘム鉄（%）	**A. 鉄利用が低率の食事** ①肉または魚 30 g 未満，または ②ビタミンC 25 mg 未満	5	4	3	2
	B. 鉄中等度利用食 ①肉または魚 30～90 g，または ②ビタミンC 25～75 mg	10	7	5	3
	C. 鉄高度利用食 ①肉または魚 90 g 以上，または ②ビタミンC 75 mg 未満，または ③肉または魚 30～90 g ＋ビタミンC 25～75 mg	20	12	8	4

(Monsen ER, et al. Am J Clin Nutr 1978 ; 31 : 134-41.)

推定平均必要量
18～29 歳：男性 6.5，女性・月経なし 5.5/ あり 8.5
30～49 歳：男性 6.5，女性・月経なし 5.5/ あり 9.0
50～64 歳：男性 6.5，女性・月経なし 5.5/ あり 9.0
65 歳以上：男性 6.0，女性 5.0

推奨量
18～29 歳：男性 7.5，女性・月経なし 6.5/ あり 10.5
30～49 歳：男性 7.5，女性・月経なし 6.5/ あり 10.5
50～64 歳：男性 7.5，女性・月経なし 6.5/ あり 11.0
65～74 歳：男性 7.5，女性 6.0
75 歳以上：男性 7.0，女性 6.0

非ヘム鉄ともに貯蔵鉄量が欠乏していると吸収率は増加し，貯蔵鉄量が充足するに従って食事鉄の吸収率は低下する．

調理上の注意と工夫

1 植物性食品は動物性たんぱく質，ビタミンCと組み合わせる

植物性食品に含まれている鉄は，非ヘム鉄で吸収率が悪いので，吸収率を上げるために獣鳥魚肉の動物性たんぱく質とビタミンCの多い食品を組み合わせて用いる．

例として次のような料理があげられる．

こまつ菜と牛肉の炒め物：こまつ菜には鉄とビタミンCが多く，牛肉を混ぜることにより鉄の吸収率がよくなる．

さばの塩焼き
ブロッコリーのからし和え
ひじきの炒り煮

ひじきには鉄が多いが吸収が悪いので，さばとビタミンCの多いブロッコリーを加え吸収率を上げる．

コラム

ビタミンAとレバー

鉄の給源としては，レバーは非常に効率の高い食品である．しかし，レバーにはビタミンAが多く含まれており，多量にとると脂溶性のため体内に蓄積する．妊娠前3カ月および妊娠3カ月の間継続して許容量以上のビタミンAをとると，先天性障害児の出生率が高いことがわかっている．100 g当たりのビタミンA含有量：鶏レバー14,000 μg，豚レバー13,000 μg，牛レバー1,100 μg

2 レバーをじょうずに使う

●レバーの扱い方

① レバーはとくに鮮度に注意しなければならない．

② 鮮度が落ちると青みがかった色に変色する．

③ 冷蔵庫に入れても，夏は1日，冬で2日が限度である．

●レバーのくさみを消す方法

① 薄い塩水に漬けて約30分間血抜きをする．

② 土しょうが，たまねぎ，にんにく，セロリー，月桂樹の葉などを入れる．

③ カレー粉，シナモン，タバスコ，ペッパーなどをふりかける．

④ ブランデー，ぶどう酒，みりん，日本酒などをふりかける．

⑤ しょうゆ，ウスターソース，トマトソース，とんかつソースなどに②の香辛料を混ぜ，そのなかに漬け込む．

⑥ 牛乳やみそに漬ける．

⑦ 下ゆでしてから調理する．

料理例

鉄をとるための料理例をあげる．**表7-11**にレバーを用いた料理例を，**表7-12**に貝を用いた料理例を，**表7-5**（p.125）に大豆・大豆製品を用いた料理例を，**表7-6**（p.125）に緑黄色野菜を用いた料理例を示す．

表 7-11　レバーを用いた料理例

揚げレバーのケチャップ煮込み	カレーコロッケ	南蛮漬け
鶏レバー……100 g 小麦粉……10 g 塩，こしょう……少々 揚げ油……7 g ベーコン……20 g たまねぎ……40 g トマトケチャップ……10 g ウスターソース……10 g スープ……30 mL	レバー……30 g 牛ひき肉……30 g たまねぎ……40 g じゃがいも……80 g 小麦粉……10 g パン粉……15 g 卵……20 g 塩……1.5 g カレー粉……2 g 揚げ油……15 g 牛　乳（漬け込み用）	鶏レバー……100 g {しょうが汁 {酒 小麦粉……10 g 揚げ油……7 g 漬け汁 {酢……15 g {しょうゆ……10 g {酒……5 g {砂　糖……5 g {たかのつめ(赤とうがらし) さらしねぎ……5 g
Fe 9.5 mg	Fe 3.5 mg	Fe 9.2 mg
①　血抜きしたレバーに塩，こしょうをし，小麦粉をつけて揚げる. ②　ベーコンとたまねぎの薄切りを炒める. ③　①と②をスープで煮込み，トマトケチャップ，ウスターソースで調味する.	①　じゃがいもをゆでてつぶす. ②　血抜きしたレバーを牛乳に 30 分ほど漬け込み，こまかく切る. ③　②と牛ひき肉，みじん切りたまねぎを炒める. ④　①と③に塩，カレー粉を入れてよく混ぜ，適当な大きさに丸めて，小麦粉，卵，パン粉をつけて揚げる.	①　鶏レバーはしょうが汁と酒にしばらく漬けたのち，小麦粉をつけて揚げる. ②　漬け汁の調味料を合わせ，ひと煮立ちさせ，①を熱いうちに漬けて味をなじませる.

表 7-12　貝を用いた料理例

あさりの酢みそ和え	しじみのしぐれ煮	かきのチャウダー
あさり水煮缶……30 g わけぎ（ねぎ）……50 g 土しょうが……1 g からし酢みそ {白みそ……20 g {みりん……5 g {酢……10 g {練りからし……少々	しじみ……100 g 土しょうが……10 g みりん……10 g しょうゆ……10 g	か　き……80 g たまねぎ……30 g じゃがいも……50 g スープストック……100 mL 牛　乳……100 g 油……3 g
Fe 9.9 mg	Fe 8.5 mg	Fe 2.1 mg
①　あさり水煮は，から炒りする. ②　わけぎをゆで，絞って切り，酢少々をふりかけておく. ③　からし酢みそをつくり，②を和える. ④　盛りつけて，せん切りしょうがを添える.	①　みりんとしょうゆを火にかける. ②　煮立ったところへむきしじみとしょうがのみじん切りを入れて弱火でゆっくり煮詰める.	①　かきを油炒めする. ②　たまねぎ，じゃがいもを角切りにしてスープストックで煮る. ③　②に①を加え，牛乳を入れてひと煮立ちしたら火を止める.

表 7-13　カリウムを含む食品　　(生，100 g 中)

食品の種類	食　品　名	mg
野菜類	こまつ菜	500
	しゅんぎく	460
	ほうれん草	690
	ブロッコリー	460
	西洋かぼちゃ	450
	だいこん	230
	にんじん	270
	なす	220
	たまねぎ	150
	スナップえんどう	160
	かいわれだいこん	99
	緑豆もやし	69
きのこ類	なめこ	240
	しいたけ	290
卵類	卵（鶏・全卵）	130
	卵白	140
	卵黄	100
いも類	さといも	640
	さつまいも	480
	じゃがいも	410
	生いもこんにゃく	44
果物類	キウイフルーツ	300
	バナナ	360
	メロン	340
	いちご	170
	りんご	120
	みかん（うんしゅう）	150
藻類	わかめ生	730
	もずく（塩蔵，塩抜き）	2
	ほしひじき	6,400
穀類	めし(精白米，うるち米)	29
	ゆでうどん	9
	ゆでスパゲッティ	14

（日本食品標準成分表 2020〈八訂〉より）

カリウム

カリウムの働き

カリウムは野菜や果物などに多く含まれており（**表 7-13**），通常の食生活で過剰または不足になることはないが，体内では体液の浸透圧を決定する重要な因子であり，酸・塩基平衡を維持する作用があり，神経や筋肉の興奮伝導にも関与している．ナトリウムの摂取量の多い日本人は高血圧症の罹患率が高いので，ナトリウムの尿中への排泄を促すカリウムの摂取は重要である．

カリウムと疾患との関わり

●高カリウム血症

腎不全，うっ血性心疾患，アジソン病，低アルギステロン症など，高カリウム血症では，心筋の収縮に働き重篤な症状の発生原因となるので，カリウム制限をしなければならない．腎障害をともなうものは，軽症であっても高カリウム血症を来しうるので注意が必要であり，カリウムの積極的摂取は避ける．

●低カリウム血症

軽度であれば血圧上昇，重度であれば筋肉のけいれんなどが起こる．

食品の選び方および調理上の工夫

1 カリウムの多い食品を選ぶ

野菜や豆類，いも類，きのこ類，果物に多い．カリウムは調理中に流出しやすいが，熱に強いので，みそ汁，スープなど煮汁とともに食べるとよい．

2 カリウムを減らす方法を選ぶ

食品をゆでると液中にカリウムが溶出するので，ゆで液を捨てた後，調理する．調理方法（形状，時間など）により除去量は異なる．

一般に 30 ％と考えられるが，差異があるので注意すること（「腎臓病食品交換表 第9版」を参照）．

食物繊維

食物繊維の働き

近年，大腸がん，大腸憩室症，胆石，糖尿病，動脈硬化，虚血性心疾患などの生活習慣病が多くなった．その原因として，食品が加工精製されて不消化成分の少ない栄養素の濃厚なものをよく食べる傾向となった，動物性食品のとり方が増加し，反対に穀類，いも類，豆類などの摂取量が減少したといった食物繊維のとり方の少ない食生活スタイルの変化が大きく影響しているといわれている．

コラム

食物繊維の定義

ヒトの消化酵素で消化されない食品中の高分子の動植物起源の難消化性成分の総体．

コラム

レジスタントスターチ（RS）

ヒトの小腸内での消化を逃れ，大腸に達するでんぷんの一部のことである．

米や米でんぷん，オートミールやそのでんぷんの加工ではほとんど生成しないが，食パン，コーンフレークスと豆類，煮沸したじゃがいもなどで生成が認められている．乾燥状態の熱処理ではほとんど生成しないが，湿潤状態でみられる．

レジスタントスターチは消化酵素の物理的な接触が可能な RS 1，消化酵素の化学的作用を受けない RS 2，調理後の老化によって生じる RS 3 に分類される．

昭和 26 年（1951 年）に食物繊維の摂取量は 22.7 g であったが，近年では約 14 g に減少しており，その推移は**表 7-14** のとおりである．「食事摂取基準 2020 年版」においては，成人（18～64 歳）の目標摂取量を 1 日当たり男性 21 g 以上，女性 18 g 以上としている．

食物繊維は，種類も性質も多様で，**表 7-15** に示すように不溶性，水溶性の食物繊維に大別される．その生理作用は消化管内で働く種々の物理化学的性質によって異なる．一般に不溶性食物繊維は消化器系疾患に，水溶性食物繊維は代謝性疾患に有効で，食品の生体調節機能を有する第 6 の栄養素ともいわれている．

最近，食物繊維は上部消化管で消化されず下部消化管（大腸）に達すると腸内細菌の作

炭水化物量の出し方

・炭水化物 g＝食品 100g－（水分 g＋たんぱく質 g＋脂質 g＋灰分 g）日本食品標準成分表 2020〈八訂〉では，硝酸イオン，アルコール，酢酸，ポリフェノール（含タンニン），カフェインまたはテオブロシンを多く含む食品や加熱により CO_2 が多量に発生する食品ではこれらも差し引く．ただし，魚介類，肉類，卵類などの食材は全糖を分析した結果が収載されている．

・炭水化物＝糖質＋食物繊維

表 7-14　食物繊維摂取量の推移　　(g/日/人)

年　次	米	麦・いも	豆類	果実類	野菜類	その他	合　計
昭和 26	3.44	7.59	3.77	0.61	6.14	1.17	22.72
35	3.30	4.19	2.82	1.11	6.12	1.85	19.39
47	2.25	3.12	2.39	2.33	6.49	2.21	18.79
60	1.77	3.35	2.30	1.93	5.96	2.06	17.37
平成 5	1.57	3.61	1.85	1.45	4.57	2.01	15.08
14	1.12	3.09	1.25	1.45	6.05	1.27	14.23
16	1.10	2.80	1.00	1.40	5.60	2.40	14.30
22	1.10	2.70	0.90	1.20	6.30	1.70	14.00
27	1.00	2.80	1.10	1.40	6.30	1.60	14.20

(注) 米：米・米加工品　小麦・いも：小麦・小麦加工品＋いも類
野菜：きのこ・海藻を含む　その他：動物性食品，菓子，調味嗜好品
(国民健康・栄養調査食品群別摂取量より)

表 7-15　食物繊維の種類と働き

	種　類	構　成		働　き	おもな食品	効　果
不溶性	セルロース	植物細胞壁の構成分	β-ブドウ糖の直鎖状化合物	水を吸収して膨張し通過時間を短縮	穀物，野菜，果物	便秘の予防
	ヘミセルロース	セルロースと複合	キシロース，マンノース，ガラクトースなど六炭糖，五炭糖	保水性に富むイオンと結合	穀物，野菜	
	リグニン	成熟した植物の細胞壁	フェニルプロパン（非炭水化物）の化合物	細菌によっても分解されず胆汁酸などと結合	穀物，野菜，果物	
	キチン	甲殻類の表皮	多糖類のポリグルコサミン	水を吸収して通過時間を短縮	えび，かに	
水溶性	ペクチン	細胞壁をつくる分枝多糖類	ガラクチュロン酸，キシロース，アラビノースの化合物	保水性に富む腸イオン，有機物と結合	果物	動脈硬化の予防 高血圧の予防 血糖値上昇抑制
	ガムと粘着物	細胞内 (特異的機能)	多糖，ウロン酸を含む グルコマンナン ガラクトマンナン	ペクチンと似ている ゲルを形成する	ヴァーガム，種子，こんにゃく	
	アルギン酸	海藻	アルギン酸カルシウム アルギン酸ナトリウム	ペクチンと似ている	褐藻類	
	合成・修飾多糖	合成品	ポリデキストロース カルボキシメチルセルロース	安定したゲルをつくる	飲料添加 増粘剤，安定剤	

食物繊維と疾患の関連
・水溶性食物繊維：高血圧・糖尿病などの代謝性疾患
・不溶性食物繊維：便秘・大腸がんなどの消化器系疾患

・食物繊維の食事摂取基準（目標量 g/日）
18〜64 歳：男性 21 以上，女性 18 以上
65 歳以上：男性 20 以上，女性 17 以上
（食事摂取基準 2020 年版より）

表 7-16　短鎖脂肪酸（SCFA）の生理作用

生理作用	とくに関連する SCFA
大腸粘膜の血流量の増加（働きが亢進）	酢酸＞プロピオン酸
大腸の運動促進（便通を整える）	酢酸＞プロピオン酸
水，Na の吸収促進	
コレステロール低下作用	プロピオン酸
大腸がん予防（便の大腸通過時間の短縮）	酪酸
アンモニアの生成，吸収抑制	

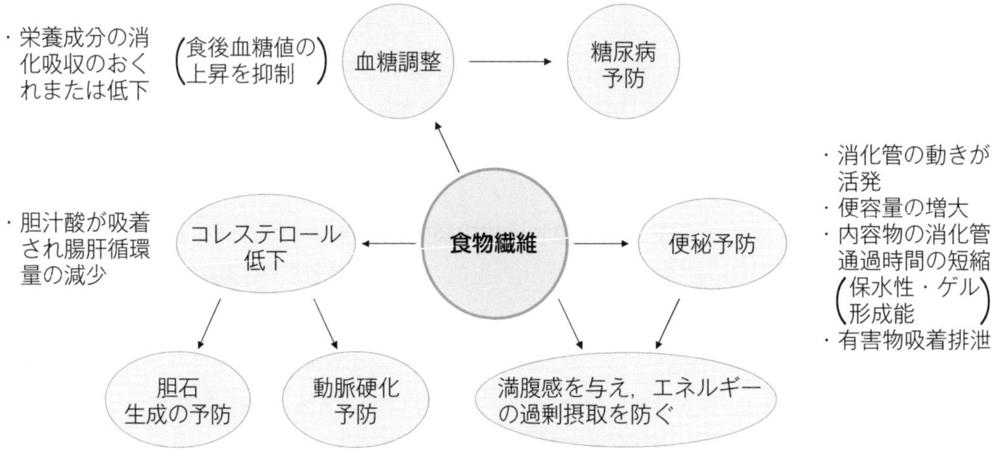

図 7-6　食物繊維のおもな働き

用により発酵分解され，酢酸，プロピオン酸，酪酸などの短鎖脂肪酸（SCFA），炭酸ガス，メタンガス，水素ガスを生成することが明らかになった．短鎖脂肪酸はエネルギー供給源であるとともに，生体にとって有効な生理作用をもつことが認められている（**表 7-16**）．

また，食物繊維類似の生理作用をもつものとして，レジスタントスターチ（RS）の存在が明らかにされている．

しかし，疾患の治療や予防のための薬剤的効果を期待して食物繊維を過剰に摂取すると，食生活のバランスをくずすと同時に，カルシウム，鉄などミネラルの腸管吸収を抑制する可能性もあるので，適正量を毎日の食事献立に組み入れて，継続して日常的にじょうずにとるよう心がけなければならない．

食物繊維と疾患との関わり

かつては消化されない成分として栄養学，食品学の分野でも顧みられることのなかった食物繊維であるが，その効用が判明するにつれ，近年一躍脚光を浴びるようになってきている．その効用はさまざまなものがあるが，疾患との関連をまとめると**図 7-6** のようになる．

1 吸水（保水）作用，膨潤作用

●便秘の予防

スポンジのように水を吸って膨らみ，便の容量を増し，軟らかくする．不溶性食物繊維は膨潤性に富み，腸管壁に刺激を与え排便を促すため，腸内での有害物質との接触時間が短縮される．

2 イオン交換作用

●高血圧の予防

腸内で脂質を吸収して排泄するので，高脂質食の害を軽減し，間接的に高血圧を予防する．またアルギン酸（褐藻類）やペクチン（野菜，果物）は腸内でイオン性の吸着作用があり，Na と結合して糞便中に排泄させるため血圧を下げる効用がある．

3 栄養素の吸収阻害作用

●糖尿病の予防

食物繊維を多く含む食品は胃内滞留時間が長く，小腸での栄養素の吸収も遅いため，急激な血糖値の上昇を防ぐ．

インスリンの分泌を促進させる消化管ホルモンの分泌を抑制する．

●脂質異常症の予防

ペクチン，グルコマンナン，グァーガムなどの水溶性食物繊維は，水に溶けると粘度を増し（ゲルの形成），腸管内で栄養素などの拡散を防止し，吸収を阻害する．また胆汁酸，コレステロール，中性脂肪，有害物質などを吸着し排泄させる．胆汁酸の排泄が亢進すると，新たな胆汁酸生成にコレステロールが使われ，結果的に血中コレステロールを低下させる．

食品の選び方

1 食物繊維の多い食品を選ぶ（表 7-17）

食物繊維は，穀類，いも類，種実，豆類，野菜，果実，きのこなどに多く含まれている．

穀類や野菜類は毎日ほぼ一定量食べるので，じょうずに組み合わせて利用するとかなりの食物繊維をとることができる．また，実際の食品には水溶性食物繊維と不溶性食物繊維が共存しているが，各食品中に含まれる食物繊維の働きに注意して食品を選ぶとよい．

表 7-17　食物繊維を多く含む食品　（100 g 中）

食品名	総量 (g)	水溶性 (g)	不溶性 (g)	食品名	総量 (g)	水溶性 (g)	不溶性 (g)
ライ麦パン	5.6	2.0	3.6	みかん（うんしゅう）	1.0	0.5	0.5
ポップコーン	9.3	0.2	9.1	りんご	1.4	0.4	1.0
あずき（ゆで）	12.1	0.8	11.3	オクラ	5.0	1.4	3.6
だいず（ゆで）	6.6	0.9	5.8	ごぼう	5.7	2.3	3.4
おから	11.5	0.4	11.1	ブロッコリー	5.1	0.9	4.3
さつまいも	2.2	0.6	1.6	にんじん	2.4	0.6	1.8
西洋かぼちゃ	3.5	0.9	2.6	生しいたけ	4.6	0.4	4.1
いちご	1.4	0.5	0.9	生いもこんにゃく	3.0	Tr	3.0

（日本食品標準成分表 2020〈八訂〉より）

調理上の注意と工夫

●野菜のとり方の工夫

① 野菜中心の副菜を，毎食のメニューに入れる．

② 生食より加熱するほうが，多量にとることができる．

③ 皮の軟らかいものは捨てないで食べる．

●主食のとり方の工夫

① 主食は精製度が低いほうが食物繊維は多い．

② 白米飯は玄米飯に比べ，食物繊維は1/4であるが，混ぜご飯にすると食物繊維を増やすことができる．

③ 主食が精白米のときは副菜のとり方を工夫する．

④ 朝食にシリアル類を食べるとよい．

●乾物を副菜に利用する

乾物には食物繊維が豊富に含まれているので，これを利用する（かんぴょう，切り干しだいこん，ひじきなど）．

●いも類を毎日とる

いも類は1回の使用量が比較的多いので食物繊維のよい補給源となる（肉じゃが，ポテトグラタン，焼きいも，茶巾絞り，含め煮，おでんなど）．

●豆類をこまめに使う

① 豆類は食物繊維が多いので，なっとう，おから，いんげん豆，えんどう豆などこまめに副菜に利用する．

② きな粉，みそなどの大豆製品も使いやすいので，少量ずつでもとり入れるとよい．

●海藻，きのこ類を使う

一度に食べる量は少ないが水溶性食物繊維が多いので，少量ずつでも毎日種々の料理に加えて利用する．

●和風料理を献立に多くとり入れる

和風料理は野菜料理が多いため，食物繊維のよい給源となる．

コラム

化学修飾多糖類

食物繊維強化食品として加工品に添加され生理作用が認められているものである．

ポリデキストロース：飲料として使用される．グルコース主原料．分子量1,500．

カルボキシルメチルセルロース（CMC）：水に溶け安定なゲルをつくる．食品の増粘剤としてアイスクリーム，ジャム，ケチャップ，ソースなどに利用される．

加工でんぷん：食品の増粘剤，安定剤として利用される．

料理例

食物繊維を多く含む食品を少しずつでも追加することによって，料理の食物繊維量を増やすことができる．

表7-18に食物繊維を増やす工夫例を示す．

表 7-18　食物繊維を増やす工夫

1. ご　飯

白米ご飯　150 g	→	麦ご飯　150 g		胚芽精米ご飯　150 g
白米　70 g	→	白米 50 g，麦 20 g		胚芽精米　70 g
DF　0.4 g		DF　2.0 g		DF　0.9 g

2. 混ぜご飯

白米ご飯　150 g	→	いもご飯　150 g	枝豆ご飯　150 g	五目ご飯　150 g
白米　70 g	→	白米　45 g さつまいも　50 g	白米 55 g，枝豆　30 g	白米 40 g，鶏肉 20 g，ごぼう，たけのこ各 10 g，乾しいたけ 2 g，にんじん，油揚げ各 5 g
DF　0.4 g		DF　1.3 g	DF　1.8 g	DF　2.2 g

3. そ　ば

ざるそば　200 g	→	山菜そば　235 g
ゆでそば　200 g のり・ねぎ　少々	→	ゆでそば　200 g，たけのこ，ぜんまい，わらび各 10 g，油揚げ 5 g
DF　5.8 g		DF　6.9 g

4. おひたし

ほうれん草おひたし　70 g	→	ほうれん草ごま和え　70 g	→	ほうれん草としめじのごま和え　70 g
ほうれん草　100 g	→	ほうれん草　100 g ごま　3 g	→	ほうれん草　80 g，ごま 3 g，しめじ 20 g
DF　2.8 g		DF　3.1 g		DF　3.3 g

5. 野菜サラダ

レタスサラダ　30 g	→	レタスとブロッコリーのサラダ　60 g	→	レタスとブロッコリーとトマトのサラダ　90 g
レタス　30 g	→	レタス　30 g ブロッコリー　30 g	→	レタス　30 g ブロッコリー　30 g ミニトマト　30 g
DF　0.3 g		DF　1.9 g		DF　2.3 g

6. 炒り煮

ひじきの五目煮　130 g	→	ひじきと大豆の五目煮　130 g
ほしひじき 7 g，こんにゃく，さやいんげん各 10 g，油揚げ，ちくわ，にんじん各 20 g	→	ひじきの五目煮の油揚げ，ちくわをゆで大豆 20 g にかえる
DF　4.9 g		DF　6.3 g

7. ジュース

りんごジュース　150 mL	→	グアーガム分解物入りジュース　150 mL
りんごジュース　150 mL	→	りんごジュース　150 mL グアーガム分解物　3 g
DF　Tr		DF　2.5 g

グアーガム分解物：サンファイバー（タイヨーラボ）

DF：Dietary Fiber

その他の栄養素の調理の工夫　まとめ

カルシウム
- カルシウムの多い食品（牛乳・乳製品，小魚，緑黄色野菜など）を選ぶ．
- カルシウム吸収率のよい食品，促進するもの（Ca：P 比，ビタミン K・D など）を選ぶ．

鉄
- 鉄の多い食品（赤身の獣肉類，魚の赤身，貝，大豆，葉菜など）を選ぶ．
- 鉄吸収率のよい食品（赤身の獣肉類，魚の赤身，貝類など）を選ぶ．
- 鉄の吸収を阻害する食品は除く．

カリウム
- 増やす場合：カリウムの多い食品（野菜，果物）を選ぶ．
- 減らす場合：ゆでると水に溶出する．ゆでる，さらすなどの方法で調理する．

食物繊維
- 食物繊維の多い食品（水溶性，不溶性）を選ぶ．

コラム

保健機能食品および特別用途食品の表示制度

- 保健機能食品
  - 栄養機能食品
  - 機能性表示食品
  - 特定保健用食品
- 特別用途食品
  - 特定保健用食品
  - 病者用食品
    - 許可基準型
      - 低たんぱく質食品
      - アレルゲン除去食品
      - 無乳糖食品
      - 総合栄養食品
    - 個別評価型
      - 糖尿病用組合せ食品
      - 腎臓病用組合せ食品
  - 妊産婦，授乳婦用粉乳
  - 乳児用調製乳
    - 乳児用調製粉乳
    - 乳児用調製液状乳
  - えん下困難者用食品
    - えん下困難者用食品
    - とろみ調整用食品

（消費者庁 HP「健康や栄養に関する食品表示制度とは」より，2023 年 1 月 10 日アクセス）

保健機能食品

保健機能食品制度は，食品の三次機能に着目して，国が設定した基準を満たした食品を認知する制度で，栄養機能食品，特定保健用食品，機能性表示食品からなる．

① 栄養機能食品：
身体の健全な成長，発達，健康の維持に必要な栄養成分の補給を目的とした食品．その食品の 1 日の摂取目安量中に特定の栄養素量が定められた範囲内にあれば，製造業者の責任で表示することができる．

② 機能性表示食品：
2015 年の食品表示法の施行に伴い制定された．企業や生産者の責任で，健康の維持や増進効果を表示することができる食品．販売前に消費者庁に届け出れば，国による個別審査はない．ただし，安全性および機能性の根拠に関する情報を公表する義務がある．

③ 特定保健用食品：
身体の生理学的機能などに影響を与える保健機能成分を含み，健康の維持・増進に役立つ旨の表示を消費者庁長官が許可した食品．ヒトにおける有効性と安全性が確認されており，原則，個別に消費者庁と食品安全委員会での審査により許可される．

特別用途食品

病者，妊産婦・授乳婦，えん下困難者などの回復や健康保持，あるいは乳児の発育に適するという特別な用途について表示された食品であり，その表示については消費者庁長官の許可を受ける必要がある．現在，以下の食品群が規定されている．

① 病者用食品：
たんぱく質摂取制限を必要とする疾患に適する「低たんぱく質食品」（p.65 参照），特定の食品アレルギーに適する「アレルゲン除去食品」，乳糖不耐症またはガラクトース血症に適する「無乳糖食品」，疾病などにより通常の食事で十分な栄養摂取が困難な者に適する「総合栄養食品」といった許可基準型と，特定の疾患に適する食品といった個別評価型の食品群に分類される．

② 妊産婦・授乳婦用粉乳：
妊産婦や授乳婦に欠乏しやすい栄養素（ビタミンやカルシウムなど）を補強した粉ミルク

③ 乳児用調整乳：
母乳の代替食品として適する乳児用粉ミルクや液体ミルク

④ えん下困難者用食品：
えん下機能が低下した者の誤えんや窒息の防止に適する食品

付表1　基本食（例1）の食品構成

区分	料理名	食品群		穀類													
		材料名	重量(g)	ご飯(g)	パン(g)	いも類(g)	砂糖類(g)	油脂類(g)	大豆・大豆製品(g)	魚介類(g)	獣鶏肉類(g)	卵類(g)	乳類(g)	果実類(g)	緑黄色野菜(g)	その他野菜(g)	ナトリウム(mg)	飽和脂肪酸(g)
朝食	パン	食パン	100		100												470	1.50
	ジャム	いちごジャム	20				20										1	
	野菜とゆで卵のサラダ	きゅうり	30													30		
		トマト	30												30		1	0.01
		卵	25									25					35	0.76
		ドレッシング	15					7.5									375	0.52
	牛　乳	牛　乳	200										200				82	4.66
	果　物	グレープフルーツ	80											80			1	0.01
昼食	ご　飯	ご　飯	200	200													2	0.20
	さばの塩焼き	さ　ば	80							80							88	3.66
		塩	0.3														117	
	つけ合わせ	か　ぶ	20													20	1	
		酢	2															
		塩	0.2														78	
	根菜の炒め煮	こんにゃく	30														3	
		ごぼう	30													30	5	0.01
		さといも	40			40												
		にんじん	20												20		7	
		グリンピース	3													3		
		油	4					4										0.28
		砂　糖	3				3											
		しょうゆ	6														378	
	ほうれん草のおひたし	ほうれん草	40												40		6	0.02
		えのきたけ	20													20		
		ご　ま	2															0.16
		しょうゆ	4														228	
	冷やしとうふ	とうふ（絹ごし）	70						70								8	0.4
		葉ねぎ	3												3			
		しょうゆ	3														171	
夕食	ご　飯	ご　飯	200	200													2	0.20
	とんかつ	豚(かた・皮下脂肪なし)	60								60						33	1.95
		塩	0.1														39	
		こしょう	少々															
		小麦粉	4		4													0.01
		パン粉	8		8												32	0.17
		揚げ油	10					10										0.71
		卵	10									10					14	0.31
	カクテルソース	トマトケチャップ	7														84	
		ウスターソース	3														99	
	なすのソテー	な　す	50													50		0.01
		塩	0.2														78	
		こしょう	少々															
		油	3					3										0.35
		レタス	10													10		
	こまつ菜の酢みそ和え	こまつ菜	50												50		8	0.01
		生わかめ	10													10	61	
		白みそ	8				3										192	0.04
		砂　糖	3															
		酢	5															
	野菜スープ	たまねぎ	30													30	1	
		にんじん	10												10		3	
		じゃがいも	40			40												0.01
		固形スープ	1.3														221	0.03
		水	100															
	果　物	いちご	20											20				
		合　計		412	100	80	26	26.5	80	70	60	35	200	100	153	203	2,924	15.99
		基準量		400	100	80	20	20	80	70	60	30	200	100	150	200		

注）食塩相当量 7.3 g，飽和脂肪酸%エネルギー 7 %，P 14，F 27.5，C 58.5.
　ドレッシングは 10 g 中の油脂量を 5 g として計算した．こんにゃくは分類していない．

付表 2　基本料理からの各コントロール食への展開

1．魚料理の展開

	基本料理	エネルギーコントロール食	脂質コントロール食	たんぱく質コントロール食		食塩コントロール食	軟菜食	嚥下調整食
		エネルギー（減）	脂質の量（減）	たんぱく質(増)	たんぱく質(減)	食塩（減）		
料理名	あじの塩焼き　(g)	あじの塩焼き　(g)	あじの塩焼き (g)	あじの塩焼き(g)	あじのフライ (g)	あじのフライ　(g)	あじの塩焼き (g)	あじの煮つけのほぐし身くずとじ　(g)
材料・分量	あじ 60 食塩 0.7 おろしだいこん 50 しょうゆ 3	基本料理と同じ	基本料理と同じ	あじ 80 食塩 0.9 つけ合わせ ブロッコリー 50 レモン 10	あじ 30 こしょう 少々 かぼちゃ 15 なす 15 小麦粉 5 卵 3 パン粉 10 揚げ油 10 ウスターソース 5 トマトケチャップ 10 つけ合わせ レタス 15 きゅうり 20	あじ 60 こしょう 少々 小麦粉 5 卵 3 パン粉 10 揚げ油 10 ウスターソース 5 トマトケチャップ 10 つけ合わせ レタス 15 きゅうり 20 レモン 5	基本料理と同じ	あじ 60 砂糖 3 しょうゆ 6 片栗粉 3
調理の形態	焼く	焼く	焼く	焼く	揚げる	揚げる	焼く	煮る
栄養量	エネルギー(kcal) 77 たんぱく質(g) 10.4 脂質 (g) 2.1 食塩 1.0 %	77 10.4 2.1	77 10.4 2.1	112 15.4 3	210 7.5 11.7	234 12.3 12.7 食塩 0.5 %	77 10.4 2.1	93 10.4 2.1
コメント	・あじ 1 切れを 60 g として塩焼きにする ・おろしだいこんを添える			・あじの切り身を 20 g 増やした	・あじの切り身を減らして野菜を増やし，フライにする	①あじの下味は塩なし，こしょうをかける ②かけソースはケチャップを主体にする ③レモン汁を食前にかける	①焼き魚は，全がゆ程度までとする ②7 分がゆ以下は煮魚にする	・飲み込みやすくするため，細かくほぐし，味をつけ，とろみをつける

2. 鶏肉料理の展開

	基本料理	エネルギーコントロール食	脂質コントロール食	たんぱく質コントロール食		食塩コントロール食	軟菜食	嚥下調整食
		エネルギー（減）	脂質の量（減）	たんぱく質(増)	たんぱく質(減)	食塩（減）		
料理名	焼き鶏　(g)	焼き鶏　(g)	焼き鶏　(g)	焼き鶏　(g)	串かつ　(g)	焼き鶏　(g)	焼き鶏だんごのあんがらめ　(g)	ゆで鶏だんごのあんかけ　(g)
材料・分量	鶏もも肉皮つき　80 根深ねぎ　30 たれ 　しょうゆ　7 　みりん　6 　酒　3 　片栗粉　1 粉さんしょう　少々	鶏ささ身　60 鶏レバー　20 根深ねぎ　30 たれ 　しょうゆ　7 　みりん　6 　酒　3 　片栗粉　1 粉さんしょう　少々	鶏ささ身　50 いか　30 根深ねぎ　30 たれ 　しょうゆ　7 　みりん　6 　酒　3 　片栗粉　1 粉さんしょう　少々	基本料理 ＋ ゆでうずら卵20	鶏もも肉　40 根深ねぎ　30 ピーマン　20 こしょう　少々 小麦粉　6 卵　4 パン粉　13 揚げ油　10 中濃ソース　8 トマトケチャップ 10 つけ合わせ 　パセリ	鶏もも肉　80 根深ねぎ　30 たれ 　だし汁　4 　しょうゆ　4 　みりん　5 　酒　3 　しょうが汁　3 　片栗粉　1 粉さんしょう　少々	鶏ももひき肉　60 たまねぎ　30 ねぎ　5 しょうが汁　3 塩　0.4 片栗粉　3 焼き油　5 あん 　だし汁　30 　砂糖　3 　しょうゆ　4 　片栗粉　1	鶏ももひき肉60 たまねぎ　30 長いもおろし10 しょうが汁　3 塩　0.4 片栗粉　5 あん 　だし汁　50 　砂　糖　3 　しょうゆ　4 　片栗粉　1
調理の形態	焼く	焼く	焼く	焼く	揚げる	焼く	焼く	ゆでる
栄養量	エネルギー(kcal)　211 たんぱく質(g)　21.8 脂　質（g）　10.2 食塩 0.9 %	114 15.7 0.7	92 11.9 0.3	244 23.7 12.5	237 9.4 12.6	207 21.6 10.2 食塩 0.5 %	186 9.2 11.5	198 9.3 11.5
コメント	①鶏肉は一口大に切り，青ねぎと交互に串にさして焼く ②たれをつける	・脂質量の少ないささ身とレバーを使って，エネルギーを下げる	・鶏肉をささ身にする	・基本料理の焼き鶏にゆでうずら卵を追加する	・鶏肉を半量に減らし，その分野菜を追加する	①たれのしょうゆを半量に減らす ②だし汁としょうが汁で味・香りをつけ食べやすくする	①材料をよく練り合わせ，4~5 個に分けてだんごにして焼く（片栗粉をまぶして，ゆでてもよい） ②あんをつくってからませる	①鶏だんごを軟らかくするため，長いもをすりおろして加える ②あんはだし汁を多く，ゆるめにつくる

3. ひき肉料理の展開

	基本料理	エネルギーコントロール食	脂質コントロール食	たんぱく質コントロール食		食塩コントロール食	軟菜食	嚥下調整食
		エネルギー（減）	脂質の量（減）	たんぱく質(増)	たんぱく質(減)	食塩（減）		
料理名	ハンバーグステーキ (g)	ゆで肉だんご (g)	とうふ入り肉だんご (g)	ハンバーグステーキ (g)	ハンバーグステーキ (g)	ハンバーグカレーあんかけ (g)	ゆで肉だんごあんかけ (g)	ゆでだんごあんかけ (g)
材料・分量	牛ひき肉 30 豚ひき肉 30 たまねぎ 30 パン粉 7 卵 5 塩 1 こしょう 少々 ナツメグ 少々 焼き油 5	低脂牛ひき肉 30 低脂豚ひき肉 30 たまねぎ 30 パン粉 7 卵 5 塩 1 こしょう 少々 ナツメグ 少々 片栗粉 3	低脂牛ひき肉 30 とうふ 50 (絞りどうふ 30) たまねぎ 20 パン粉 7 卵 5 塩 1 こしょう 少々 ナツメグ 少々 片栗粉 3	牛ひき肉(赤身) 30 豚ひき肉(赤身) 30 たまねぎ 30 パン粉 10 卵 5 塩 1 こしょう 少々 ナツメグ 少々 焼き油 5 スライスチーズ 20	牛ひき肉 20 豚ひき肉 20 たまねぎ 30 にんじん 5 ピーマン 5 パン粉 10 片栗粉 5 塩 1 こしょう 少々 ナツメグ 少々 焼き油 5	牛ひき肉 30 豚ひき肉 30 たまねぎ 30 パン粉 7 卵 5 こしょう 少々 片栗粉 3 焼き油 5 あん だし汁 30 砂糖 2 しょうゆ 4 カレー粉 1 片栗粉 1	鶏ひき肉 60 たまねぎ 30 パン粉 7 卵 5 塩 1 片栗粉 5 あん だし汁 50 砂糖 2 しょうゆ 4 しょうが汁 2 片栗粉 1	基本料理 ＋ 片栗粉 5 あん だし汁 50 砂糖 2 しょうゆ 4 しょうが汁 2 片栗粉 1
調理の形態	焼く	ゆでる	ゆでる	焼く	焼く	焼きあんかけ	ゆであんかけ	ゆであんかけ
栄養量	エネルギー(kcal) 217 たんぱく質(g) 10.4 脂質 (g) 16.4 食塩 1％	164 12.7 8.9	133 10.6 6.3	213 17.9 12.9	190 7.1 12.4	244 10.7 16.5 食塩 0.6％	168 10.3 7.3	186 10.6 11.5
コメント	・約100gを1個の小判形にまとめて，フライパンまたはオーブンで焼く	①低脂肪のひき肉を使う ②練った材料を4～5個に分け，熱の通りがよいように平らに成形し，薄く片栗粉をまぶしてゆでる	・低脂豚ひき肉に代え，絞りどうふを混ぜる	①脂質の少ない赤身のひき肉を使う（たんぱく質が多い） ②パン粉を増やす ③焼き上がったら，熱いうちにスライスチーズをのせる	①ふつうのひき肉を量を減らし，みじん切り野菜で増量する ②卵の代わりに片栗粉をつなぎとして加える	①なかは塩を入れないで，あんに塩味を集中する ②焼いた上からカレーあんをかける（しょうが風味のあんにしてもよい）	①鶏ひき肉を使う ②4～5個に分けて成形し，片栗粉をつけてゆでて，あんをかける	①基本材料を5個に分けて成形し，片栗粉をつけてゆでる ②あんは肉臭を消す程度にしょうが汁を加える

4. とうふ料理の展開

	基本料理	エネルギーコントロール食	脂質コントロール食	たんぱく質コントロール食		食塩コントロール食	軟菜食	嚥下調整食
		エネルギー（減）	脂質の量（減）	たんぱく質(増)	たんぱく質(減)	食塩（減）		
料理名	揚げ出しどうふ（g）	冷や奴（g）	冷や奴（g）	煮奴の鶏あんかけ（g）	揚げどうふの野菜あんかけ（g）	揚げ出しどうふ（g）	湯どうふ（g）	煮奴のあんかけ（g）
材料・分量	とうふ 100 小麦粉 10 揚げ油 10 つけ汁 　だし汁 30 　みりん 3 　しょうゆ 7 薬味 　きざみねぎ 5 　おろししょうが 3	とうふ 100 しょうゆ 7 薬味 　きざみねぎ 5 　おろししょうが 3	とうふ 100 しょうゆ 7 薬味 　きざみねぎ 5 　おろししょうが 3	とうふ 100 みりん 2 しょうゆ 3 鶏あん 　だし汁 50 　鶏ひき肉 20 　ねぎ 5 　しょうが汁 2 　砂糖 3 　しょうゆ 5 　片栗粉 2	とうふ 50 片栗粉 5 揚げ油 7 野菜あん 　だし汁 80 　たけのこ 20 　にんじん 5 　干ししいたけ 1 　ねぎ 5 　みりん 3 　しょうゆ 7 　片栗粉 3	とうふ 100 小麦粉 10 揚げ油 10 つけ汁 　だし汁 30 　みりん 3 　しょうゆ 5 薬味 　きざみねぎ 5 　おろししょうが 3	とうふ 100 つけ汁 　だし汁 30 　みりん 3 　しょうゆ 5 薬味 　きざみねぎ 5 　おろしだいこん 30 　花かつお 1	とうふ 100 みりん 2 しょうゆ 3 あん 　だし汁 50 　砂糖 2 　しょうゆ 5 　片栗粉 2
調理の形態	揚げる	生食	生食	煮る	揚げる	揚げる	ゆでる	煮る
栄養量	エネルギー(kcal) 211 たんぱく質（g） 7.9 脂質（g） 14.4 つけ汁（だし汁の 3.3 %） 食塩 1 %	80 7.1 4.5	80 7.1 4.5	137 10.1 6.7	148 4.4 9.1	210 7.8 14.4 つけ汁（だし汁の 2.4 %） 食塩 0.5 %	72 6.2 3.2	84 5.7 3.2
コメント	・水切りしたとうふに小麦粉をまぶして，170〜180℃の油で揚げる			・揚げ出しどうふに鶏あんをかけてもよい（エネルギーはかなりあがる）	①とうふを半量にし片栗粉をまぶして揚げる ②ボリューム感を出すため，野菜入りのあんをたっぷりかける		①とうふはゆですぎないようにする（ゆですぎると硬くまずくなる） ②暖かく軟らかいうちに食べる	・あんをかけて，のどごしをよくする

5. 野菜サラダの展開

	基本料理	エネルギーコントロール食 エネルギー（減）	脂質コントロール食 脂質の量（減）	たんぱく質コントロール食 たんぱく質(増)	たんぱく質コントロール食 たんぱく質(減)	食塩コントロール食 食塩（減）	軟菜食	嚥下調整食
料理名	フレンチサラダ（g）	フレンチサラダ（ノンオイルドレッシング和え）（g）	フレンチサラダ（ノンオイルドレッシング和え）(g)	フレンチサラダ（g）	フレンチサラダ（g）	野菜サラダ（マヨネーズ和え）（g）	野菜サラダ（マヨネーズ和え）（g）	野菜ピューレスープ（g）
材料・分量	きゅうり 30 トマト 30 レタス 20 たまねぎ 10 こしょう 少々 塩 少々 ドレッシング 20 (乳化型 食塩 3.6 %)	きゅうり 30 トマト 30 レタス 20 たまねぎ 10 こしょう 塩 ドレッシング （ノンオイル和風） 15	エネルギー（減）と同じ	基本料理 ＋ ゆで卵 30	基本料理と同じ	きゅうり 30 トマト 30 レタス 20 たまねぎ 10 こしょう 少々 洋がらし 少々 りんご酢 少々 マヨネーズ 20 (全卵型　食塩1.8 %)	キャベツ(ゆで) 40 トマト 40 たまねぎ 10 (みじん切り) 塩 0.2 マヨネーズ 15 (全卵型)	かぼちゃ 40 たまねぎ 20 にんじん 10 水 50 塩 0.5 固形ブイヨン 1 生クリーム 15
調理の形態	和える	和える	和える	和える	和える	和える	和える	煮る
栄養量	エネルギー(kcal) 91 たんぱく質（g） 0.6 脂　質（g） 7.6 食塩 0.8 %	32 1.2 0.1	32 1.2 0.1	131 3.9 10.3	91 0.6 7.6	149 0.8 14.5 食塩 0.4 %	120 0.8 11	104 1 6.1
コメント	・季節の新鮮な野菜をドレッシングで和える	・基本料理のドレッシングをノンオイルドレッシングに代えて，エネルギーを下げる		・ゆで卵半個分を輪切りにして,サラダに飾る		・マヨネーズにからしとりんご酢を加えて味を強調し，食塩は加えない	・マヨネーズは乳化脂肪なので，消化をよくする	①弱火で軟らかくなるまで煮込んだ野菜を裏ごしにして飲み込みやすくする ②薄くとろみをつけてもよい

付表 3　料理の種類と配合調味例

1. 煮物の種類と配合調味例

（材料の重量に対する％）

種類	煮汁	塩味			甘味		その他	備考
		塩	しょうゆ	みそ	砂糖	みりん		
煮つけ（濃　厚） 煮しめ	25		8～10		3～5		酒　5	魚介類：比較的短時間で煮上げる．材料の総量に対する塩味％．甘味は塩味の 1/2
煮つけ（淡　色）	30～50	1	5		3～5			野菜類：材料＋煮上り残り煮汁に対する塩味％
白　煮，青　煮	30～50	1.5			3～5			食品の色を生かして煮る（長いも・うどの白煮，ふき・えんどう・そら豆などの青煮）．煮つけ（淡色）と同様
含　め　煮	60～100		5～8		3～5			いも・かぼちゃ・くりなど食品が浸る程度の煮汁で煮る．煮つけ（濃厚）と同様
み　そ　煮	40～50		2～3	10～15	3～5		酒　10	多脂の魚，生臭みのある魚に用いる（さば・いわしなど）．煮つけ（濃厚）と同様
酢　　煮	25	1.5～2			10～15		酢 20～25	れんこん・うど・ごぼうなど．煮つけ（淡色）と同様
吉　野　煮	30～50	0.5	5		5～6		でんぷん 3～4	味の浸透しにくいものや，煮くずれしやすいもの，脱水してかたくなるものなどに用いる（魚介類・とうがんなど）．煮つけ（淡色）と同様
炒　め　煮 い　り　煮	30		5～8		3～5		油少々	さきに少量の油で材料を炒め，煮汁がほとんどなくなるまで煮る（きんぴら類）．煮つけ（濃厚）と同様
煮　こ　み	100～200	1.0	5		5～10		酒　8～10	大切りした材料に，たっぷりの煮だし汁を加え，弱火でゆっくり煮込む．残り汁に材料を含ませておく（シチュー，おでんなど）．材料＋汁量（蒸発量を考慮して）に対する調味％．ただし計算値は汁の残量を考慮すること

注）材料の上からあんかけ，あんでからめる場合：あんの味は 2～3 %塩味にする．あんの量は材料の 15～30 %．
材料の下味は一般の煮物より薄く，材料＋あんの 1.3～1.5 %塩味．
“醋溜《ツウリュウ》” のように酢を入れる場合：塩味，甘味は，あんかけよりも濃い．塩味 3～4 %ぐらい．

2. ひたし物と和え衣の種類と配合調味例

（材料の重量に対する％）

種　類	おもな材料	塩味		甘味		濃度の調節	備　考
		塩	しょうゆ	砂糖	みりん	煮汁・酒・酢	
調味しょうゆ Ⅰ 調味しょうゆ Ⅱ	―― しょうが・わさび・木の芽		8 8	 3	(10) (10)	煮汁 10～40 煮汁 3～5	Ⅰは浸し物に，Ⅱは和え物に多く用いられる
ごま和え	白ごま 10	1.5		5			材料によって白く仕上げたい場合は白ごまを，青菜などは黒ごまをよく用いる
	黒ごま 10		8	5			
落花生和え	落花生またはピーナッツバター 15	1.5		10		煮汁 5	
			8				
くるみ和え	くるみ 15	1.5		10		煮汁 5	
白和え	とうふ 50	1.5		10			
	白ごま 5～10	白みそ 20～30		3～10			
白酢和え	とうふ 40～50 白ごま 5～10	1.5		10		酢 10	
木の芽和え	白みそ 20 木の芽 2			0～5			砂糖はみその種類により加減する
うの花和え	うの花（おから） 20 卵黄 10	1.5		5～10		酢 10	
おろし和え	だいこんおろし 30～50	1.5		5		酢 10	材料によって酢を用いない場合もある
枝豆和え	枝豆 20～30	1.5		5～10			枝豆はつぶす
うに和え	うに 3～5 卵黄 5	0.5～1			2		
からし和え	からし 1		8	2			
酢みそ和え	白みそ 30 （赤みそ 15）			5～10		酢 10	砂糖はみその種類により加減する からしを加える場合もある
ごま酢和え	ごま 10	1.5		10		酢 10	

3. 酢の物の調味酢（合わせ酢）の種類と配合調味例

（材料の重量に対する％）

種類＼調味料	酢	塩味		甘味		酸味の調節 煮汁・酒	その他	適する材料
		塩	しょうゆ	砂糖	みりん			
二杯酢 Ⅰ	8～10		8			10		あわび・かき・貝類・なまこ・たこ・あじ・細魚
二杯酢 Ⅱ	8～10	1.5				10～20		
三杯酢 Ⅰ	8～10		8	(3)*	10			魚・貝・えび・かに・海藻・野菜類
三杯酢 Ⅱ	8～10	0.8	4	1.5	5	10		
三杯酢 Ⅲ	8～10	1.5		3		20		
甘酢 Ⅰ	10	1.5		10内外		10～20		かぶ・だいこん・果物
甘酢 Ⅱ	10			10内外				
酢じょうゆ	10		6～8	0～5				かき・鶏肉・かに
ごま酢	10	または(1.5)	8	5	5		ごま 5～10	
くるみ酢	10	0.8	4	3～5			くるみ 5～10	
落花生酢	10	1.5		5			落花生 5～10	
からし酢	二杯酢・三杯酢に混ぜ合わせる						からし 2	野菜・鶏肉・あわび・あゆ・貝・うど
わさび酢	二杯酢・三杯酢に混ぜ合わせる						わさび 2	野菜・鶏肉・あわび・あゆ・貝・うど
たで酢	二杯酢・三杯酢に混ぜ合わせる						たでの葉 1～2枚 飯粒 少々	こい・あゆ
吉野酢	二杯酢・三杯酢に混ぜ合わせる						でんぷん0.5	かに・きゅうり・平貝
黄身酢	10	1.5		5			卵黄 10 でんぷん 1	細魚・鶏肉・いか・えび・貝柱・きゅうり・うど・トマトなど

注）うど，きゅうり，もずく，なめこなど淡白な材料や貝類には軟らかい酸味とし，赤身の魚は白身の魚より酸味と塩味を強くする．魚は塩じめ，酢じめなど前処理の程度によっても調味酢を加減する

*みりんの代わりに使うときは3%となる

付表4 食品群別荷重平均成分表

（可食部100 g中）

食品群別	エネルギー (kcal)	たんぱく質 (g)	脂質 (g)	炭水化物 (g)	ビタミンA (μgRAE)	ビタミンB_1 (mg)	ビタミンC (mg)	カリウム (mg)	カルシウム (mg)	鉄 (mg)
穀類	180	3.6	1.1	37.4	0.5	0.04	0.0	40.6	9.9	0.2
いも類	74	1.2	0.2	17.2	0.2	0.06	11.8	318.6	19.2	0.6
砂糖・甘味料類	365	0.0	0.0	95.4	0.0	0.00	0.0	38.5	7.7	0.0
豆類	116	9.0	6.7	4.8	0.0	0.08	0.0	227.7	96.7	1.9
種実類	541	18.5	44.4	22.2	3.7	0.37	3.7	566.7	351.9	3.7
緑黄色野菜	30	1.4	0.2	6.6	275.9	0.06	23.9	256.8	40.7	0.6
その他の野菜	22	0.9	0.2	4.9	5.3	0.03	11.0	148.2	26.6	0.3
野菜類	31	1.3	0.0	7.6	121.0	0.04	9.8	248.2	25.4	0.4
果実類	64	0.6	0.4	16.5	26.8	0.04	29.9	194.5	10.0	0.2
きのこ類	18	2.3	0.0	5.6	0.0	0.11	0.0	213.0	1.7	0.6
藻類	26	2.8	0.0	6.6	109.4	0.00	7.5	312.3	78.3	0.9
魚介類	159	19.1	7.6	2.2	33.0	0.10	1.3	279.9	58.7	1.0
肉類	231	17.1	16.9	0.5	91.6	0.34	4.3	250.8	5.4	0.8
卵類	151	12.8	9.9	0.5	140.8	0.05	0.0	129.2	50.7	1.7
乳類	81	4.0	3.9	7.3	34.3	0.04	0.6	146.7	127.0	0.0
油脂類	878	0.0	95.6	0.0	59.6	0.00	0.0	4.4	2.6	0.0
菓子類	344	6.1	12.3	52.9	40.2	0.08	2.0	172.1	54.1	0.8
嗜好飲料類	14	0.1	0.0	1.2	0.3	0.00	2.0	30.0	3.0	0.1
調味料・香辛料類	174	5.7	8.2	17.4	7.7	0.05	0.6	243.1	45.9	1.4

注）令和元年（2019年）国民健康・栄養調査結果より，食品群別栄養素等摂取量（総数・20歳以上）をもとに作成した．食品成分の計算は，日本食品標準成分表2015〈七訂〉で算出した．

付表 5　日本人の食事摂取基準（2020 年版）による各栄養素量

性	年齢階級（歳）	エネルギー (kcal)	たんぱく質 (g)		総脂質 (%エネルギー)	炭水化物 (%エネルギー)	食物繊維 (g)	ビタミンA (μgRAE)			ビタミン B_1 (mg)		ビタミンC (mg)		カリウム (mg)		カルシウム (mg)			鉄 (mg)			ナトリウム (mg) (食塩相当量 [g])	
			EAR	RDA	DG (範囲)	DG (範囲)	DG	EAR	RDA	UL	EAR	RDA	EAR	RDA	AI	DG	EAR	RDA	UL	EAR	RDA	UL	EAR	DG
男性	1～2	—	15	20	20～30	50～65	—	300	400	600	0.4	0.5	35	40	900	—	350	450	—	3.0	4.5	25	—	(3.0 未満)
	3～5	—	20	25	20～30	50～65	8 以上	350	450	700	0.6	0.7	40	50	1,000	1,400 以上	500	600	—	4.0	5.5	25	—	(3.5 未満)
	6～7	1,350	25	30	20～30	50～65	10 以上	300	400	950	0.7	0.8	50	60	1,300	1,800 以上	500	600	—	5.0	5.5	30	—	(4.5 未満)
	8～9	1,600	30	40	20～30	50～65	11 以上	350	500	1,200	0.8	1.0	60	70	1,500	2,000 以上	550	650	—	6.0	7.0	35	—	(5.0 未満)
	10～11	1,950	40	45	20～30	50～65	13 以上	450	600	1,500	1.0	1.2	70	85	1,800	2,200 以上	600	700	—	7.0	8.5	35	—	(6.0 未満)
	12～14	2,300	50	60	20～30	50～65	17 以上	550	800	2,100	1.2	1.4	85	100	2,300	2,400 以上	850	1,000	—	8.0	10.0	40	—	(7.0 未満)
	15～17	2,500	50	65	20～30	50～65	19 以上	650	900	2,500	1.3	1.5	85	100	2,700	3,000 以上	650	800	—	8.0	10.0	50	—	(7.5 未満)
	18～29	2,300	50	65	20～30	50～65	21 以上	600	850	2,700	1.2	1.4	85	100	2,500	3,000 以上	650	800	2,500	6.5	7.5	50	600 (1.5)	(7.5 未満)
	30～49	2,300	50	65	20～30	50～65	21 以上	650	900	2,700	1.2	1.4	85	100	2,500	3,000 以上	600	750	2,500	6.5	7.5	50	600 (1.5)	(7.5 未満)
	50～64	2,200	50	65	20～30	50～65	21 以上	650	900	2,700	1.1	1.3	85	100	2,500	3,000 以上	600	750	2,500	6.5	7.5	50	600 (1.5)	(7.5 未満)
	65～74	2,050	50	60	20～30	50～65	20 以上	600	850	2,700	1.1	1.3	80	100	2,500	3,000 以上	600	750	2,500	6.0	7.5	50	600 (1.5)	(7.5 未満)
	75 歳	1,800	50	60	20～30	50～65	20 以上	550	800	2,700	1.0	1.2	80	100	2,500	3,000 以上	600	700	2,500	6.0	7.0	50	600 (1.5)	(7.5 未満)

性	年齢階級（歳）	エネルギー (kcal)	たんぱく質 (g)		総脂質 (%エネルギー)	炭水化物 (%エネルギー)	食物繊維 (g)	ビタミンA (μgRAE)			ビタミン B_1 (mg)		ビタミンC (mg)		カリウム (mg)		カルシウム (mg)			鉄 (mg)					ナトリウム (mg) (食塩相当量 [g])	
																				月経なし		月経あり				
			EAR	RDA	DG (範囲)	DG (範囲)	DG	EAR	RDA	UL	EAR	RDA	EAR	RDA	AI	DG	EAR	RDA	UL	EAR	RDA	EAR	RDA	UL	EAR	DG
女性	1～2	—	15	20	20～30	50～65	—	250	350	600	0.4	0.5	35	40	900	—	350	400	—	3.0	4.5	—	—	20	—	(3.0 未満)
	3～5	—	20	25	20～30	50～65	8 以上	350	500	850	0.6	0.7	40	50	1,000	1,400 以上	450	550	—	4.0	5.5	—	—	25	—	(3.5 未満)
	6～7	1,250	25	30	20～30	50～65	10 以上	300	400	1,200	0.7	0.8	50	60	1,200	1,800 以上	450	550	—	4.5	5.5	—	—	30	—	(4.5 未満)
	8～9	1,500	30	40	20～30	50～65	11 以上	350	500	1,500	0.8	0.9	60	70	1,500	2,000 以上	600	750	—	6.0	7.5	—	—	35	—	(5.0 未満)
	10～11	1,850	40	50	20～30	50～65	13 以上	400	600	1,900	0.9	1.1	70	85	1,800	2,200 以上	600	750	—	7.0	8.5	10.0	12.0	35	—	(6.0 未満)
	12～14	2,150	45	55	20～30	50～65	17 以上	500	700	2,500	1.1	1.3	85	100	1,900	2,400 以上	700	800	—	7.0	8.5	10.0	12.0	40	—	(6.5 未満)
	15～17	2,050	45	55	20～30	50～65	18 以上	500	650	2,800	1.0	1.2	85	100	2,000	3,000 以上	550	650	—	5.5	7.0	8.5	10.5	40	—	(6.5 未満)
	18～29	1,700	40	50	20～30	50～65	18 以上	450	650	2,700	0.9	1.1	85	100	2,000	3,000 以上	550	650	2,500	5.5	6.5	8.5	10.5	40	600 (1.5)	(6.5 未満)
	30～49	1,750	40	50	20～30	50～65	18 以上	500	700	2,700	0.9	1.1	85	100	2,000	3,000 以上	550	650	2,500	5.5	6.5	9.0	10.5	40	600 (1.5)	(6.5 未満)
	50～64	1,650	40	50	20～30	50～65	18 以上	500	700	2,700	0.9	1.1	85	100	2,000	3,000 以上	550	650	2,500	5.5	6.5	9.0	11.0	40	600 (1.5)	(6.5 未満)
	65～74	1,550	40	50	20～30	50～65	17 以上	500	700	2,700	0.9	1.1	80	100	2,000	3,000 以上	550	650	2,500	5.0	6.0	—	—	40	600 (1.5)	(6.5 未満)
	75 歳	1,400	40	50	20～30	50～65	17 以上	450	650	2,700	0.8	0.9	80	100	2,000	3,000 以上	500	600	2,500	5.0	6.0	—	—	40	600 (1.5)	(6.5 未満)

注）身体活動レベル I の場合.
EAR：推定平均必要量，RDA：推奨量，DG：目標量，UL：耐容上限量，AI：目安量.

参考文献

1) 文部科学省．日本食品標準成分表 2020 年版（八訂）：2020.

2) 医歯薬出版，編．日本食品成分表 2022 八訂：医歯薬出版；2022.

3) 文部科学省．日本食品標準成分表 2015 年版（七訂）：2015.

4) 厚生労働省．日本人の食事摂取基準（2020 年版）：2019.

5) 玉川和子，口羽章子，木戸詔子，編著．臨床栄養学実習書 第 12 版：医歯薬出版；2015.

6) 日本肥満学会，編．肥満症診療ガイドライン 2022：ライフサイエンス出版；2022.

7) 日本糖尿病学会，編・著．糖尿病治療ガイド 2022-2023：文光堂；2022.

8) 日本動脈硬化学会，編．動脈硬化性疾患予防ガイドライン 2022 年版：日本動脈硬化学会；2022.

9) 日本高血圧学会 高血圧治療ガイドライン作成委員会，編．高血圧治療ガイドライン 2019：日本高血圧学会；2019.

10) 日本腎臓学会，編．エビデンスに基づく CKD 診療ガイドライン 2018：東京医学社；2018.

11) 日本腎臓学会，編．慢性腎臓病に対する食事療法基準 2014 年版：東京医学社；2014.

12) 日本腎臓学会，編：CKD 診療ガイド 2012：東京医学社；2012.

13) 黒川　清，監修．腎臓病食品交換表 第 9 版：医歯薬出版；2016.

14) 日本摂食嚥下リハビリテーション学会 嚥下調整食委員会．日本摂食嚥下リハビリテーション学会雑誌 2021；25（2）：135-49.

15) 上島順子，江頭文江，園井みか，本川佳子，編．摂食嚥下リハビリテーション栄養専門管理栄養士のための摂食嚥下障害者の栄養アセスメント実践マニュアル：医歯薬出版；2021.

16) 聖隷嚥下チーム．嚥下障害ポケットマニュアル 第 4 版：医歯薬出版；2011.

17) 聖隷三方原病院・コア栄養管理チーム．SEIREI 栄養ケア・マネジメントポケットマニュアル：医歯薬出版；2006.

18) 骨粗鬆症の予防と治療ガイドライン作成委員会，編．骨粗鬆症の予防と治療ガイドライン 2015 年版：ライフサイエンス出版；2015.

19) 口羽章子，玉川和子，松下ツイ子．減塩調理の食味について 1 報～ 4 報．日本栄養学雑誌 1997，1980，1990；35，38，48.

20) 松本美鈴，平尾和子，編著．新調理学プラス：光生館；2020.

21) 真部真里子．おいしさの判定と香り～後鼻腔経由の香りの役割～．日本栄養士会雑誌 2021；64：8-9.

22) 今田純雄，和田有史，編．食行動の科学：朝倉出版；2017.

23) 女子栄養大学調理学研究室，女子栄養大学短期大学部調理学研究室，監修．調理のためのベーシックデータ 第 6 版：女子栄養大学出版部；2022.

24) 女子栄養大学出版部，編：食事でカルシウムをとる：女子栄養大学出版部；1991.

25) 女子栄養大学出版部，編：食事で鉄分をとる：女子栄養大学出版部；1991.

26) 女子栄養大学出版部，編：食事で食物繊維をとる：女子栄養大学出版部；1993.

27) 村上祥子．NHK きょうの料理 食物繊維 20 g メニュー：NHK 出版；1994.

28) 黒田留美子．高齢者ソフト食：厚生科学研究所；2004.

29) 小島康子．臨床栄養別冊 高齢者のための栄養ケア・マネジメントと食事支援：医歯薬出版；2010.

索 引 INDEX

た

な

は

ま

や

ら

欧文

【編者略歴】

小林《こばやし》ゆき子《こ》

京都府立大学大学院講師，博士（学術），管理栄養士

1995 年 京都女子大学卒業，病院管理栄養士を経て，2001 年 京都府立大学大学院修士課程修了，2003 年 京都府立大学助手に着任，2011 年 京都府立大学大学院助教，2020 年より現職．

市川《いちかわ》　菜々《なな》

武田病院グループ栄養科科長代理，管理栄養士

2002 年 同志社女子大学卒業，同年 武田病院グループ 康生会武田病院に入職，同グループの康生会東山武田病院，（株）セリエ タケダメディカルフーズサプライセンター 管理栄養士を歴任，2019 年より現職．

臨床調理　第 8 版　ISBN 978-4-263-72667-9

1998 年 1 月 20 日　第 1 版第 1 刷発行
2001 年 10 月 10 日　第 2 版第 1 刷発行
2005 年 4 月 15 日　第 3 版第 1 刷発行
2007 年 12 月 25 日　第 4 版第 1 刷発行
2010 年 3 月 20 日　第 5 版第 1 刷発行
2015 年 2 月 10 日　第 6 版第 1 刷発行
2016 年 3 月 25 日　第 7 版第 1 刷発行
2023 年 3 月 10 日　第 8 版第 1 刷発行
2024 年 3 月 25 日　第 8 版第 2 刷発行

編　者　小　林　ゆき子
　　　　市　川　菜　々

発行者　白　石　泰　夫

発行所　**医歯薬出版株式会社**

〒113-8612　東京都文京区本駒込 1-7-10
TEL.（03）5395-7626（編集）・7616（販売）
FAX.（03）5395-7624（編集）・8563（販売）
https://www.ishiyaku.co.jp/
郵便振替番号 00190-5-13816

乱丁・落丁の際はお取り替えいたします　印刷・壮光舎印刷／製本・愛千製本所